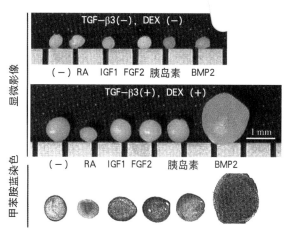

插图 1　人滑膜间充质干细胞在体外培养时添加促进软骨分化的药物和细胞因子的效果（图 4.2）

将 25 万个细胞进行离心培养形成细胞集落团块后，将 3 种相互组合的药物和细胞因子等添加到培养液中培养 3 周。结果表明，TGF-β3、地塞米松、BMP-2 的组合能够形成最大的软骨块。

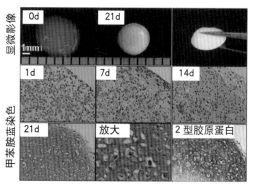

插图 2　人滑膜间充质干细胞和胶原蛋白复合体在体外进行培养时向软骨分化（图 4.5）

在培养的同时检测细胞外基质的染色特性，21d 后 2 型胶原蛋白染色呈阳性，形成软骨样硬度。

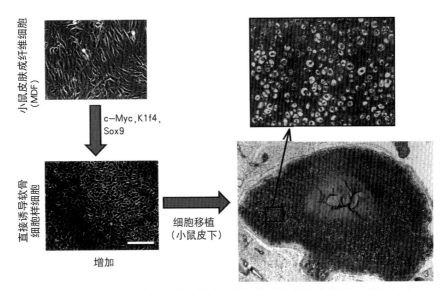

插图 3　小鼠真皮成纤维细胞向软骨细胞样细胞的直接诱导（图 5.3）

向成纤维细胞中导入 2 个生长因子（c—Myc、Klf4）和 1 个软骨因子（Sox9）。直接向软骨细胞样细胞诱导。这种细胞是多角形的，通过向小鼠皮下移植，能够制作出均质的玻璃样软骨组织。

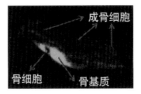

插图 4　应用骨髓间充质干细胞进行体外骨（再生培养骨）的构建（图 8.2）

虽然再生培养骨的厚度仅有数十微米，但是其表面不仅有成骨细胞，在骨基质（绿色）中存在骨细胞。通过 FTIR 和 XRD 对骨基质进行分析，已证实其内含有羟基磷灰石，与生物体内存在的羟基磷灰石结构相同。

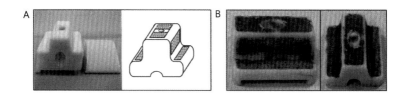

插图 5　包含再生培养骨的铝制人工关节置换（图 8.4）

A：为陶瓷的放大图像和被氢氧化铝珠覆盖的多孔板部分（粉红色）的模式图。
B：为再生培养骨生成后的 ALP 染色阳性区（红色）出现于多孔板部分。

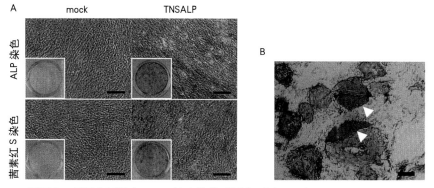

插图 6　利用基因导入 MSC 治疗的基础研究（图 8.10）

A：向低磷酸酶症患者导入正常的 ALP 基因后，ALP 显示出被染色，可以确认 ALP 的活性；对骨基质进行茜素红 S 染色后，骨基质也能被染色，确认发生了钙化。

B：将基因转导的 MSC 与羟基磷灰石陶瓷进行混合后移植到小鼠皮下，能够观察到新生骨的生成。

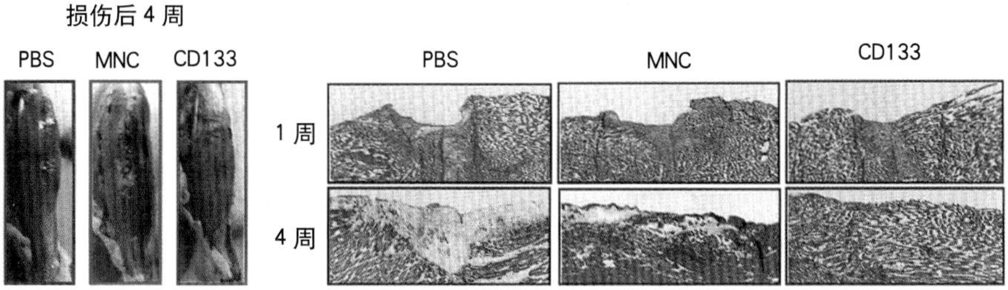

损伤后 4 周

PBS　MNC　CD133

PBS　　　　MNC　　　　CD133

1 周

4 周

插图 7　外周血 CD133 阳性细胞移植（图 11.2）

左：骨骼肌损伤后 4 周的肉眼评价。PBS 组和 MNC 组在损伤部位中出现了凹陷，但是 CD133 组的表面结构十分光滑。

右：采用 Masson Trichrome 进行 1 周后和 4 周后的免疫学染色。纤维瘢痕组织（蓝色）在损伤后的 1 周中与 PBS 组和 MNC 组相比，CD133 组稍小。4 周后在 PBS 组和 MNC 组中瘢痕组织增生，CD133 组基本上观察不到瘢痕组织。

PBS　　　　MNC　　　　CD133

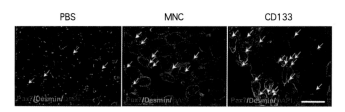

插图 8　对肌肉再生的评价（图 11.3）

对卫星细胞的 Pax7 进行免疫染色。按照 CD133 组、MNC 组、PBS 组的顺序，Pax7 阳性细胞（红色）逐渐增加。

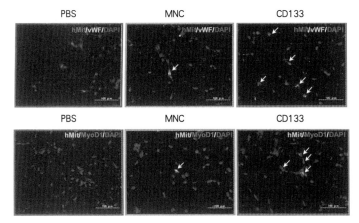

插图9 对血管新生的评价（图 11.4）

冯·维勒布兰德因子（红色，上段）和 MyoD1 阳性（红色，下段）的 hMit 阳性细胞（绿色）被认为是 MNC 组和 CD133 组细胞。比例尺是 100μm。

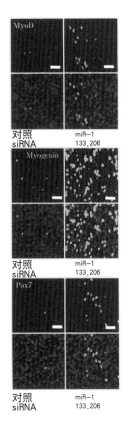

插图 10 miRNA 对成肌细胞的影响
（图 11.6）

与对照组相比，通过加入 miR-1，133，206，MyoD、Myogenin，Pax7 阳性细胞（绿色）的细胞数增加。

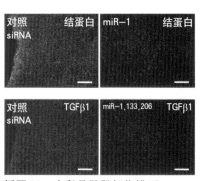

插图 11 大鼠骨骼肌损伤模型
［图 11.9（3）］

对骨骼肌损伤部位的结蛋白（绿色）和 TGFβ1（红色）的免疫染色。

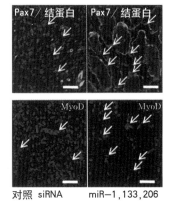

插图 12 大鼠骨骼肌损伤模型
［图 11.10（4）］

在 miRNA 组中发现了很多 Pax7 阳性细胞（红色）和 MyoD 阳性细胞（红色）。

再生医学丛书

（六）

骨骼系统

日本再生医療学会　监修

（日）脇谷滋之　　（日）郑　雄一　编著

陶　凯　张敬东　马翔宇　全亮亮　主译

辽宁科学技术出版社

·沈阳·

KOKKAKUKEI (SAISEIIRYO SOUSHO 6)

Copyright © 2012 by Shigeyuki Wakitani, Yuichi Tei, JSRM Association
Chinese translation rights in simplified characters arranged with
ASAKURA PUBLISHING CO., LTD. through Japan UNI Agency, Inc.,
Tokyo

图书在版编目（ＣＩＰ）数据

骨骼系统 ／ （日） 脇谷滋之，（日） 郑　雄一编著 ；
陶凯等主译．— 沈阳 ：辽宁科学技术出版社，2019.3
（再生医学丛书）
ISBN 978−7−5591−0906−4

Ⅰ．①骨… Ⅱ．①脇… ②郑… ③陶… Ⅲ．①骨再生
—研究 Ⅳ．① R68

中国版本图书馆 CIP 数据核字（2018）第 194723 号

出版发行：辽宁科学技术出版社
　　　　　（地址：沈阳市和平区十一纬路25号 邮编：110003）
印 刷 者：辽宁新华印务有限公司
经 销 者：各地新华书店
幅面尺寸：170mm × 240mm
印　　张：11.25
插　　页：2
字　　数：250千字
出版时间：2019年3月第1版
印刷时间：2019年3月第1次印刷
责任编辑：寿亚荷
封面设计：刘冰宇
版式设计：袁　舒
责任校对：栗　勇

书　　号：ISBN 978−7−5591−0906−4
定　　价：50.00元

邮购热线：024-23284502
编辑电话：024-23284370
E−mail：syh324115@126.con

译者名单

主　审	刘晓燕			
主　译	陶　凯	张敬东	马翔宇	全亮亮
副主译	王　禾	王立新	梁久龙	金志刚
	何景涛	刘双阳	宋英莉	付志强
	边志超	孔　旭	张　权	郭冰玉
	回　蔷			
参译人员	时　杰	常　鹏	张　叶	刘　花
	张庭辉	金　元	赵　海	王俊歌
	林　枫	苗雨晴	唐　琪	邹日峰
	徐志山	董　冰	马瑞珩	钟黎明
	王　亮	赵　迪	滕海燕	马书丹
	宋晓旭	车雨阳	林时秀	

原著前言

骨和软骨与皮肤一样是最早进行再生医学研发的组织。但是，在日本，直到 2012 年 7 月出现自体软骨细胞产品（JACK）之前一直未得到许可。在世界范围内，在通过自体软骨细胞移植获得的商品化再生关节软骨方面，1997 年，美国 FDA 批准了世界上第一批骨科领域的产品。到目前为止，在欧美、韩国等国家和地区，已经实施了 2 万例以上的手术，之后多个软骨再生用产品通过审批。骨再生是从 20 世纪 80 年代开始由大串　始先生进行研究并且最早应用于临床的，但是当时并没有被批准生产产品。

像这样在日本获得批准生产的产品基本上不存在，不仅是骨和软骨，在所有的再生医学领域中均显示出基础研究的困难性。日本最初的再生治疗产品是 2007 年制造并通过审批的自体皮肤细胞 JACE，自体软骨细胞 JACK 是第二种。目前，再生治疗产品还是只有这两种。但是，从基础研究到临床研究，各种各样深入的研究正在进行。其中还有以治疗效果为目标的临床研究。在日本现在这方面的限制逐渐缓和，与以前相比，批准生产变得容易，但是门槛还是很高。今后，仍需要工业、政府和学术界三方面的努力。

本书阐述了关于软骨、骨、肌肉、半月板等骨科领域的再生医学研究现况，由进行最尖端研究的专家负责讲解，不仅包括细胞移植，还有细胞因子、Micro-RNA 等的再生研究。希望这个领域的研究者、学生，甚至是其他领域的研究者会对此产生很大的兴趣。在此向抽出宝贵时间执笔写作的诸位老师表示感谢！

脇谷滋之　郑　雄一

2012 年 10 月

原著作者名单

编 著 者

脇谷滋之　武库川女子大学健康、运动科学部
郑　雄一　东京大学研究生院工学研究科

执 笔 者

（按编写顺序）

中佐智幸　广岛大学研究生院医齿药保健学研究院
安达伸生　广岛大学研究生院医齿药保健学研究院
出家正隆　广岛大学研究生院医齿药保健学研究院
龟井豪器　广岛大学研究生院医齿药保健学研究院
江口明生　广岛大学研究生院医齿药保健学研究院
越智光夫　广岛大学研究生院医齿药保健学研究院
星　和人　东京大学研究生院医学系研究科
高户　毅　东京大学研究生院医学系研究科
脇谷滋之　武库川女子大学健康、运动科学部
关矢一郎　东京医科齿科大学研究生院医齿学综合研究科
宗田　大　东京医科齿科大学研究生院医齿学综合研究科
冈田　稔　京都大学 iPS 细胞研究所
妻木范行　京都大学 iPS 细胞研究所
高冈邦夫　西宫渡边医院
川口　浩　东京大学研究生院医学研究科

胜部好裕　产业技术综合研究所健康工程学研究部门

弓场俊辅　产业技术综合研究所健康工程学研究部门

大串　始　大隈医院骨科

名井　阳　大阪大学医学部附属医院

吉川秀树　大阪大学研究生院医学研究科

大庭伸介　东京大学研究生院医学研究科

郑　雄一　东京大学研究生院工学研究科

龟井直辅　广岛大学医院再生医学部

石川正和　广岛大学研究生院医齿药保健学研究院

史　　明　广岛大学研究生院医齿药保健学研究院

大川新吾　广岛大学研究生院医齿药保健学研究院

桥本祐介　大阪市立大学研究生院医学研究科

目　录

I　软　骨

4　使用滑膜间充质干细胞的软骨再生

5　使用多能干细胞的软骨再生

III　骨骼肌和半月板

软 骨

1 去端肽胶原凝胶包埋培养软骨细胞移植技术

关节软骨中没有血管、神经、淋巴管，少数的软骨细胞主要被由胶原蛋白和蛋白聚糖形成的丰富的软骨基质所包围。软骨细胞本身是高度分化的，几乎不进行增殖，发生损伤后很难通过一般的修复机制进行修复。因此，一旦发生软骨损伤，损伤部分不仅不能自然修复，还会产生时序性周围软骨组织的变性和破坏，最后发展为变形性关节病。因此，在早期对关节软骨进行修复至关重要。通过原有的软骨进行完全修复的技术尚未成熟。骨髓刺激法和骨软骨移植技术作为关节软骨修复的常规方法经常被使用。骨髓刺激法是指在软骨损伤部位从软骨下骨到骨髓制作一个贯穿骨孔，从骨髓向软骨损伤部位诱导，可以使用各种各样的生长因子和骨髓来源的细胞，使软骨损伤部位被纤维软骨组织覆盖[1]。骨髓刺激法具有操作简便、微创等优点，但是覆盖软骨损伤部位的组织不是原来的关节软骨而是纤维软骨，在力学上具有一定的脆弱性，存在效果不稳定等问题。骨软骨移植技术是指在股骨的非负重部位采集骨软骨，并将其移植到软骨损伤部位。该技术虽然具有使用原来的关节软骨进行修复的优点，但是由于移植的软骨与缺损部位的曲率值不能完全一致，关节面很难恢复到原来水平，而且该方法存在采集部位创伤大、骨软骨获取数量有限等问题[2]。

1.1　培养软骨细胞移植技术

1994 年，博瑞格等报道了从股骨非负重部位采集软骨细胞进行培养，将增殖后的软骨细胞向软骨缺损部位进行移植的技术[3,4]。他把软骨组织摘取后用酶进行处理，使软骨细胞游离，进行单层培养并使之增殖后制成软骨细胞悬浮液，将悬浮液向自体骨膜覆盖的软骨缺损部位注入。移植后共报道有 23

例病例获得了良好效果。但是，此方法也存在着若干问题。首先，由于软骨细胞是在悬浮状态下进行移植的，因此移植过程中可能从修补的骨膜的间隙中漏出大量软骨细胞。并且，软骨细胞可能因单层培养而去分化。索恩等发现，悬浮液移植的软骨细胞由于受到重力影响而分布不均匀[5]。为了克服这些问题，奥基等将自体软骨细胞置于去端肽胶原凝胶内进行三维立体培养，之后制作成软骨样组织，再向软骨缺损部位移植，并于 1996 年开始临床应用[6,7]。去端肽胶原凝胶是用牛的真皮精制而成的 I 型胶原蛋白，因为去除了具有抗原性的端肽，具有免疫反应少、安全性高等优点，目前已经逐渐应用于临床。去端肽胶原凝胶内部为非常密集的网孔状结构，具有适合细胞增殖的支架结构。内羽等把人的软骨细胞置于去端肽胶原凝胶内进行三维立体培养，使软骨细胞保持球形的状态，在不用去分化的条件下进行增殖，结果在其周围确认了 II 型胶原蛋白和硫酸软骨素等细胞外基质的产生[8]。胜兵清光等将在去端肽胶原凝胶内进行立体培养的软骨细胞制作成软骨样组织，再将其移植到兔软骨缺损模型中。与单层培养的软骨细胞悬浮液组相比，此方法得到了良好的修复效果[9]。以软骨细胞增殖和基质产生为目标，多位学者进行了多方面的研究和讨论。岩佐沙罗等就去端肽胶原凝胶内的不同细胞密度所导致的细胞增殖能力及基质产生的差异进行了研讨。他分别采用 2×10^5 个 /mL、2×10^6 个 /mL、2×10^7 个 /mL 的细胞密度进行 4 周的三维立体培养，发现其中 2×10^5 个 /mL 的密度使软骨细胞增殖最多。另一方面，在 2×10^7 个 /mL 的细胞密度中硫酸软骨素产生是最多的，但在此密度下观察到细胞数量发生了下降[10]。栗山等通过 2 周的软骨细胞单层培养和之后 1 周的立体培养，得到了良好的软骨细胞增殖和细胞外基质产生的结果[11]。通过对碱性成纤维细胞生长因子（basic fibroblast growth factor，bFGF）、透明质酸、低输出的超声波对去端肽胶原凝胶内软骨细胞的增殖及细胞外基质产生影响的调查发现，bFGF、透明质酸使细胞数量增加，透明质酸还能够使软骨基质的产生增加[12,13]。低输出超声波虽然能够使硫酸软骨素的产生亢进，但是对细胞数量没有影响[11]。

通过进行这些基础实验研究，已经逐步开始实施去端肽胶原凝胶包埋培养软骨细胞移植技术。以下对这项技术的操作进行叙述[6,7,13]。

1.1.1　软骨损伤的评价

在关节镜下，可以对软骨损伤的位置、形状、大小、深度进行评价（图1.1）。特别是大小和形状可以作为制作软骨样组织的参考，对正确地掌握损伤情况十分重要。本方法适用于大小在 $1cm^2$ 以上、到达软骨下骨水平的软骨损伤。

1.1.2　软骨获取

在判断软骨缺损治疗适用本方法后，进行软骨获取。在关节镜下，应用髓核钳钳夹股骨内外侧髁非负重部位的软骨片（图1.2）。如果有骨软骨游离体，也需要进行软骨片的采取。大约需要采取300mg的软骨片作为细胞源，之后将其置入无菌培养基内用手术剪刀剪成小碎片（图1.3）。采用注射器、试管等收集软骨片，用PBS洗净后，使用胰蛋白酶、胶原酶进行酶处理，使软骨细胞游离，大约得到 2×10^6 个软骨细胞。采集患者的外周血，分离血清，制作成培养液。

1.1.3　培养

把游离的软骨细胞和去端肽胶原凝胶混合、包埋，置于37℃、 $5\%CO_2$ 环境中凝胶化，加入培养液进行3周的培养。培养液中加入患者本人的血清和

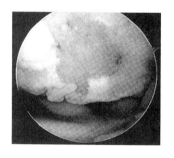

图1.1　软骨损伤部位（引用文献15）
在关节镜下对软骨损伤进行评价，重点观察形状、大小、深度等指标。如果为本方法的适应证，则从非负重部位获取软骨。

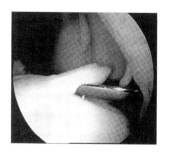

图1.2　从非负重部位获取软骨（引用文献15）
通过关节镜下的观察，用髓核钳获取软骨组织。

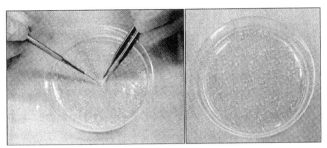

图 1.3 获取的软骨片（修改自文献 15，有改动）

获取到的软骨片置于无菌培养基内，并用手术剪刀剪成大小约为 1mm³ 的小碎片。如果有骨组织混入，应尽可能除去。

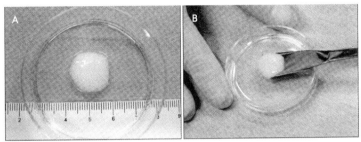

图 1.4 经过 3 周培养后的软骨样组织(A)。培养期间组织的硬度增加，
能够用镊子夹取（B）（修改自文献 15，有改动）

抗生素，并加入影响软骨基质产生重要物质 L- 抗坏血酸，每 3 天更换培养液。在 3 周的培养时间里，软骨细胞在去端肽胶原凝胶中产生细胞外基质的同时也进行增殖。在培养终末期，形成了软骨样组织（图 1.4）。

1.1.4 移植操作

a. 关节的展开

取仰卧位，使用空气驱血带驱血，在无血术野下进行手术。在软骨损伤部位上，为了使软骨损伤部位充分暴露，使用侧板等调整屈膝角度十分重要。具体方法为，当股骨髁部的软骨发生损伤时，选择从这个部位的内侧或者外侧膝盖旁进行切开，切开关节后显露软骨损伤部位。

b. 软骨损伤部位的清理

软骨损伤部位显露后，对软骨损伤部位、损伤周围软骨的变性进行评价（图1.5）。之后将软骨损伤部位连同周围的变性软骨一并进行清理（图 1.6）。

清理应该达到显露软骨下骨为止，并且把清理时的出血控制在最小限度。以橡胶材料对软骨损伤部位的大小、形状进行取模（图1.7）。

c.骨膜获取

露出胫骨中央部位内侧的骨膜，并利用取模橡胶材料获取骨膜形状。将取模橡胶材料置于胫骨骨膜之上，并在其边缘标记，获取的骨膜要比橡胶材料稍大一圈。使用手术刀、骨膜剥离子剥离骨膜的边缘。于骨膜边缘部位使用4-0聚酯纤维的线缝4～5针，之后用骨膜剥离子将骨膜完整地剥离下来。

d.用骨膜覆盖软骨缺损部位

使用前端有孔的钢丝从软骨缺损部位开始，在与骨膜缝合线对应的位置面向髁部内外侧面穿刺。用钢线在前端孔处用环状软钢丝穿进，通过将钢丝向软骨缺损方向拔出，使获取的骨膜面向关节面的生发层，在骨膜边缘缝合后的聚酯纤维线上加上环状软钢丝，通过把软钢丝从骨孔拔出，使聚酯纤维线穿过骨孔，牵拉聚酯纤维线，使其具有适度的紧张度，之后将骨膜覆盖在

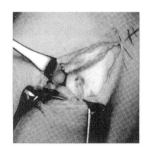

图1.5　软骨损伤部位的显露（修改自文献15，有改动）

显露关节，对软骨损伤部位及其周围软骨的变性程度进行评价。

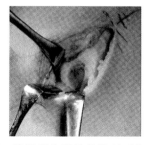

图1.6　软骨损伤部位的清理（修改自文献15，有改动）

对软骨损伤部位及其周围的变性软骨进行清理。

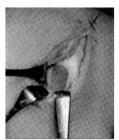

图1.7　软骨损伤部位大小和形状的确认（修改自文献15，有改动）

用橡胶材料对清理后的缺损部位进行取模，利用取模后的橡胶材料从胫骨中央部位内侧获取骨膜。

软骨缺损部位上。

e. 软骨样组织的移植

参照从软骨缺损部位取模的橡胶材料制作出软骨样组织。用 5-0 的尼龙线将骨膜缝合在周围正常的关节软骨上。在缝合到半周时，把软骨样组织均匀地放入软骨缺损部位（图 1.8），然后缝合剩余的骨膜。这样即使膝关节做屈伸运动时，骨膜也不会分离，在确认移植后的软骨样组织不存在问题的情况下缝合创口（图 1.9）。

f. 术后疗法

术后支具固定膝关节 1 周，之后在可动范围内开始进行动作训练。

g. 临床效果

迄今为止，有 118 例患者（膝 115 例，肘关节 2 例，足关节 1 例）使用了本治疗方法。原发疾病包括由外伤导致的软骨缺损、创伤性骨软骨炎、膝关节脱臼等软骨损伤。术后随访 2 年以上的病例，临床症状与术前相比得到大幅度的改善。MRI 检查确认得到了很好的修复影像（图 1.10）。术后定期施行的关节镜检查表明，移植部位逐渐地接近正常软骨的硬度，得到了良好

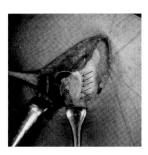

图 1.8 软骨样组织的移植（修改自文献 15，有改动）
把获取的骨膜面向关节面置于生发层。用 5-0 的尼龙线把骨膜缝合到周围正常的关节软骨上。在骨膜缝合到正常关节软骨上半周的时候，把制作的软骨样组织移植到软骨缺损部位。箭头：软骨样组织。*：骨膜。

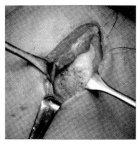

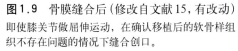

图 1.9 骨膜缝合后（修改自文献 15，有改动）
即使膝关节做屈伸运动，在确认移植后的软骨样组织不存在问题的情况下缝合创口。

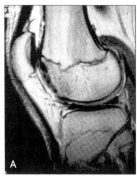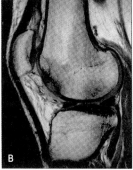

图 1.10 术前和术后的 MRI 影像

在软骨缺损部位，使用去端肽胶原凝胶包埋软骨细胞移植技术后，形成了平滑的关节面，得到了良好的修复。A：术前。B：术后 1 年。

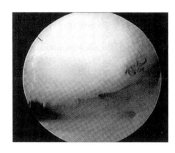

图 1.11 关节镜下可见（修改自文献 15，有改动），软骨损伤部位得到很好的修复

由于损伤部位和范围的不同而产生了小的差异。通常情况下，术后大约 4 周可以进行部分负重，术后大约 6 周可以开始全负重下行走。

的修复（图 1.11）。到现在为止尚未有培养期间或术后发生感染的报道。

1.2　问题点和今后展望

运用本方法，即使对于大范围的软骨损伤，也可以用透明软骨进行修复。本方法具有良好的关节面适应性，是治疗关节软骨缺损的有效方法。但是，软骨细胞的获取具有一定的限制，并且必须是通过牺牲正常软骨组织为代价，必须进行软骨获取和移植两个阶段的手术，在移植时必须对关节进行切开，存在创伤大的问题。作为替代软骨细胞的细胞源，可考虑应用骨髓间充质干细胞进行分化培养。骨髓间充质干细胞广泛存在于骨髓内，并且能够向成骨细胞、成软骨细胞、脂肪细胞等的中胚层来源的细胞进行分化[16]。骨髓间充质干细胞很容易从骨髓液中分离,增殖能力也较强,已经应用于临床各个领域。其对于软骨修复也开始了临床应用,但有效性有待进一步研究。其他的具有分化成软骨细胞能力的细胞有肌肉来源干细胞、滑膜来源干细胞、脂肪来源干细胞等。阿达奇等从骨骼肌分离肌肉来源干细胞,通过向家兔的关节软骨缺损部位进行移植,结果发现,可以通过Ⅱ型胶原蛋白进行软骨修复[17]。通过滑膜来源干细胞进行软骨修复的有效性也有所报道[18,19]。通过应用这种细胞,可以不用牺牲自己的软骨组织就能使软骨组织再生成为可能。

如前所述,通过应用骨软骨移植术,可使关节切开控制在最小限度,进行微创移植。也就是说,运用组织工程学的方法,如果可以制作成骨软骨块,就不需要获取自体骨软骨组织,使关节镜下移植成为可能。伊托等曾报道,通过将去端肽胶原凝胶包埋培养的软骨、胶原蛋白海绵体和多孔性羟基磷灰石进行组合,能够在体外制作出骨软骨块,将其移植到家兔的骨软骨缺损部位,可以观察到良好的骨软骨修复[20,21]。此研究证实,通过应用骨髓间充质干细胞这样的具有向软骨细胞分化能力的细胞和生物体可吸收性材料,就能够形成微创的软骨修复技术。

自从1994年博瑞格等报道了培养软骨细胞移植术以来,此项技术作为关节软骨修复的方法已被广泛应用。他曾观察到,经过10～20年后修复效果依然良好[22]。在目前的条件下,尚无法实现完全由透明软骨修复关节软骨缺损,去端肽胶原凝胶包埋培养软骨细胞移植技术用于透明软骨修复,目前是获得关节面修复的最佳方法。

(中佐智幸,安达伸生,出家正隆,龟井豪器,江口明生,越智光夫)

文　献

[1] Steadman JR, et al：Microfracture：surgical technique and rehabilitation to treat chondral defects. Clin Orthop Relat Res 391 Suppl：S362-369, 2001

[2] Matsusue Y, et al：Arthroscopic multiple osteochondral transplantation to the chondral defect in the knee associated with anterior cruciate ligament disruption. Arthroscopy 9(3)：318-321, 1993

[3] Brittberg M, et al：Treatment of deep cartilage defects in the knee with autologous chondrocyte transplantation. N Engl J Med 331：889-895, 1994

[4] Peterson L, et al：Two- to 9-year outcome after autologous chondrocyte transplantation. Clin Orthop 374：212-234, 2000

[5] Sohn DH, et al：Effect of gravity on localization of chondrocytes implanted in cartilage defects. Clin Orthop 394：254-262, 2002

[6] Ochi M, et al：Transplantation of cartilage-like tissue made by tissue engineering in the

treatment of cartilage defects of the knee. J Bone Joint Surg Br 84：571-578, 2002

[7] Ochi M, et al：Current concepts in tissue engineering technique for repair of cartilage defect. Artif Organs 25：172-179, 2001

[8] Uchio Y, et al：Human chondrocyte proliferation and matrix synthesis cultured in atelocollagen gel. J Biomed Mater Res 50：138-143, 2000

[9] Katsube K, et al：Repair of articular cartilage defects with cultured chondrocytes in atelocollagen gel. Comparison with cultured chondrocytes suspension. Arch Orthop Traum Surg 120：121-127, 2000

[10] Iwasa J, et al：Effect of cell density on proliferation and matrix synthesis of chondrocytes embedded in atelocollagen gel. Artif Organs 27(3)：249-255, 2003

[11] Kuriwaka M, et al：Optimum condition of monolayer and three-dimentional cultures for cartilage-like tissue engineering. Tissue Eng 9(1)：41-49, 2003

[12] Matsusaki M, et al：Effects of basic fibroblast growth factor on proliferation and phenotype expression of chondrocytes embedded in collagen gel. Gen Pharmacol 31：759-764, 1998

[13] Kawasaki K, et al：Hyaluronic acid enhances proliferation and chondroitin sulfate synthesis in cultured chondrocyte embedded in collagen gel. J Cell Physiol 179：142-148, 1999

[14] Nishikori T, et al：Effects of low-intensity pulsed ultrasound on proliferation and chondroitin sulfate synthesis of cultured chondrocytes embedded in atelocollagen gel. J Biomed Mater Res 59(2)：201-206, 2002

[15] 中佐智幸，越智光夫：膝関節鏡下手術. スキル関節鏡下手術アトラス，越智光夫監修，吉矢晋一編集，文光堂，330-335，2010

[16] Pittenger MF, et al：Multilineage potential of adult human mesenchymal stem cells. Science 284(5411)：143-147, 1999

[17] Adachi N, et al：Muscle derived, cells based ex vivo gene therapy for treatment of full thickness articular cartilage defects. J Rheumatol 29：1920-1930, 2002

[18] Sakaguchi Y, et al：Comparison of human stem cells derived from various mesenchymal tissues: susperiority of synovium as a cell source. Arthritis Rheum 52(8)：2521-2529, 2005

[19] Koga H, et al：Local adherent technique for transplanting mesenchymal stem cells as a potential treatment of cartilage defect. Arthritis Res Ther 10(4)：R84, 2008

[20] Ito Y, et al：Repair of osteochondral defect with tissue-engineered chondral plug in rabbit model. Arthroscopy 21(10)：1155-1163, 2005

[21] Ito Y, et al：Transplantation of tissue engineered chondral plug using cultured chondrocytes and interconnected porous calcium hydroxyapatite ceramic cylindrical plugs to treat osteochondral defects in a rabbit model. Artif Organs 32(1)：36-44, 2008

[22] Peterson L, et al：Autologous chondrocyte implantation: a long-term follow-up. Am J Sports Med 38(6)：1117-1124, 2010

2　使用软骨细胞的颌面部软骨再生

2.1　颌面部软骨再生医学的必要性

颌面部是听觉、嗅觉、味觉、视觉等的各种感觉器官集中于身体的"窗口"，丰富多彩的表情在审美上很重要，同时是在维持生活质量（QOL）上具有重要功能的器官。颌面部是软骨、骨、黏膜、皮肤等很多的组织在有限的区域内紧密结合的部位，具有复杂且高度功能化的结构。其中软骨生成决定了颜面凹凸的鼻和耳的轮廓，表情肌通过与皮肤黏膜进行紧密连接，在功能上呈现出复杂的立体形态。

颌面部因先天性异常、外伤或者恶性肿瘤等发生各种疾病时，可能造成组织结构的损害。一旦颌面部受到损伤，即使缺损部位很小而由于缺损部位复杂，也可能导致严重的功能障碍。因此，对于损害部位的重建，使复杂的形态准确地再现，需要移植具有完善功能的组织。

对于颌面部的组织缺损一般使用的都是自体组织移植。但是，这种方法不仅对供区造成很大的创伤，而且移植后还会残留审美和功能方面的问题，有许多值得改进之处。从整形美容的观点来看，可以采用硅胶等人工产品进行移植或者采用人工修复物置于身体表面的整形方法。但是前者不属于保险范围，后者有可能与患者的组织接触面产生异常反应，无法进行广泛普及。在少子化和老龄化社会的今天，年轻人和老年人很容易成为疾病侵害的对象，对颌面部的先天异常、外伤或者恶性肿瘤进行高水平的治疗具有越来越重要的意义。

作为可以克服常规问题的治疗方法，再生医学和组织工程学备受瞩目。组织工程学是通过采集患者的细胞或组织的一部分，在体外重新构建再生组织，对组织缺损进行重建的定制医疗。这种治疗方法具有常规治疗方法所没有的微创性、与自体组织良好的亲和性、移植组织寿命较长等诸多优点。特别是由于软骨组织缺乏自我修复方面的能力，一旦发生损伤之后，无法自然治愈和通过药物进行修复，所以再生医学的引入备受期待。因此，软骨领域的再生医学研究十分火热，并且已经应用于关节软骨修复、小耳症治疗及口唇裂鼻畸形治疗。在这里，我们将对颌面软骨的特性进行总体说明，同时介绍在此方面再生医学研究的动向，并对未来发展方向发表一些个人的意见。

2.2　颌面部的软骨组织

构成颌面部的软骨存在于鼻、耳郭、颞下颌关节等部位。鼻软骨由鼻翼软骨、侧鼻软骨、鼻中隔软骨构成（图2.1）。左右各1对的鼻翼软骨是形成鼻尖和鼻翼形态的软骨。鼻翼软骨分为外侧脚和内侧脚，外侧脚形成鼻翼，内侧脚左右相互融合形成鼻小柱和鼻尖。侧鼻软骨位于鼻翼软骨和鼻骨之间，构成鼻背的一部分。鼻中隔软骨是把鼻腔分为两半的软骨，同时是使鼻能够突出于颜面的重要的软骨（图2.1）。在组织学中，圆形的软骨细胞被丰富的软骨基质所包围。软骨基质是由Ⅱ型胶原蛋白和蛋白多糖构成的，都属于透明软骨。

耳部构成颜面的一部分，准确地应该称为耳郭。其外侧由耳轮和耳垂构成。耳轮在前方形成耳轮脚，向后相互融合包围。在耳轮的内侧有对耳轮，对耳轮由对耳轮脚、耳屏间切迹构成，前方是耳甲腔。耳甲腔与外耳孔、外耳道相连（图2.2）。耳郭的这些复杂的形状是由耳郭软骨构成的（图2.2）。耳郭软骨为弹性软骨，除了作为软骨基质的Ⅱ型胶原蛋白和蛋白多糖之外还包含弹性纤维。除了耳郭软骨之外，还有会厌软骨，它具有气管入口盖子的作用，能够防止咽下的内容物进入气管，也由弹性软骨构成。弹性软骨由于含有丰富的弹性纤维而具有强劲的弹性，能够适应耳郭和会厌的特有的屈曲应力。

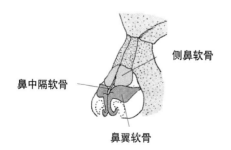

侧鼻软骨

鼻中隔软骨

鼻翼软骨

图 2.1　鼻软骨
鼻软骨由鼻翼软骨、侧鼻软骨、鼻中隔软骨构成。

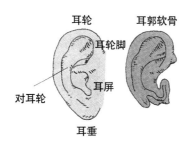

图 2.2　耳郭软骨

耳郭的形状由耳郭软骨生成。

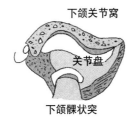

图 2.3　颞下颌关节

下颌髁状突和下颌关节窝把关节盘夹入其中。

颞下颌关节位于下颌骨的两端，通过与颞骨进行连接而掌管着自由度很大的下颌运动。颞下颌关节是由位于下颌骨两端的下颌髁状突和颞骨的下颌关节窝构成的，髁状突关节盘位于髁状突与关节窝之间（图 2.3）。下颌髁状突和下颌关节窝分别由各自的软骨构成，下颌髁状突在组织学上属于透明软骨，下颌关节窝在组织学上属于含有 I 型胶原蛋白的纤维软骨。位于下颌髁状突和下颌关节窝之间的关节盘不是软骨，而是由 I 型胶原蛋白构成的致密的纤维组织。

2.3　应用软骨再生医学的治疗现状

目前，在上述颌面软骨之中，针对鼻软骨以及耳郭软骨的软骨再生治疗已应用于临床。这些治疗方式都是使用患者来源的耳郭软骨细胞向患者进行移植。移植后的耳郭软骨细胞在生物体内产生软骨基质，其构建软骨组织的原理是相同的，但是根据支架材料的有无，不同移植方法的适应证不尽相同。

2.3.1　在鼻整形领域实施的自体软骨细胞移植和耳郭软骨再生应用

对于隆鼻术后硅胶假体去除后鞍鼻治疗时使用注射自体耳郭软骨细胞进行治疗的临床病例也有报道[1]。将耳郭软骨在局部麻醉的情况下获取，用10%自体血清以及5ng/mL FGF-2的培养液对软骨细胞进行培养，最终获得可以注射的自体耳郭培养软骨细胞。在硅胶假体去除后的皮下间隙或者移植部位的骨面上，或在剥离骨膜后所得到的皮下腔隙中，注入自体耳郭培养软骨细胞，通过皮下再生可得到软骨。

对从小耳症患者残耳上获取的耳郭软骨进行培养，先将软骨细胞移植到腹部皮下，等待构建软骨组织6个月左右取出。再生之后的软骨辅助应用耳郭模型进行成形，可用于小耳症的耳再造治疗[2]。

这种应用再生医学原理的方法是小耳症治疗中具有挑战性的尝试。这一治疗方法需要先后进行软骨获取、软骨细胞向腹部移植和回收再生软骨进行再移植等3次手术。除了软骨取材部位及受区之外，在腹部也要留下创口，这些都是有待解决的问题。

2.3.2　对唇腭裂进行种植体型再生软骨的移植

对于唇腭裂患者常见的低鼻畸形的治疗，上述的注入型再生软骨需要具有抵抗周围软组织张力的力学强度，并且要有能够再现鼻背部拱形外观的三维立体形态的再生软骨。因此，笔者等在由去端肽胶原凝胶和聚乳酸构成的支架材料中接种培养的耳软骨细胞，开发出具有鼻形态同时具有适宜强度和形状的种植体型再生软骨（图2.4）。目前，这种种植体型再生软骨，在唇腭裂术后鼻畸形整复治疗、隆鼻术和鼻尖成形术中已得到应用，其在重度鼻畸形患者中的临床研究也在不断地取得进展。

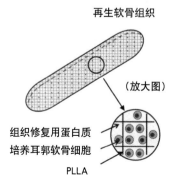

再生软骨组织

（放大图）

组织修复用蛋白质

培养耳郭软骨细胞

PLLA

图2.4　种植体型再生软骨
培养自体耳郭软骨细胞，由去端肽胶原凝胶和聚乳酸多孔材料（PLLA）构成。

关于种植体型再生软骨的制作方法：首先从患者身上获取耳郭软骨，同时从患者身上采集血清；从耳郭软骨中把软骨细胞进行分离[4]之后，在添加有患者血清、FGF-2、胰岛素的培养液[5]中对软骨细胞进行培养，大约 1 个月的时间能增殖出 3 亿左右的细胞；增殖后，对细胞进行回收，与去端肽胶原凝胶[6,7]混合并在聚乳酸多孔板（5cm×6mm×3mm）培养[8]，制作成种植型再生软骨。根据日本厚生劳动省《应用人干细胞进行临床研究的有关方针》，已经开始了对其安全性及实用性进行评价的临床研究。临床研究实施后，将会进行临床试验（也称为治疗试验），其目标是种植体型再生软骨的临床应用和普及。

2.4　有关颌面部软骨再生医学的研究动向

不仅是上述的临床再生医学，新的研究模式也正在探讨。为了寻求更加优质的软骨再生方法，在种子细胞、生长因子、支架材料 3 个方面综合考虑，正不断取得进展。

2.4.1　种子细胞

再生医学所使用的细胞一般来说分为体细胞（成熟细胞）、成体干细胞（组织干细胞）、胚胎干细胞（ES 细胞）、诱导多能干细胞（iPS 细胞）4 种。

体细胞在软骨再生上相当于软骨细胞，能够获得软骨细胞的组织包括耳郭软骨、鼻中隔软骨、肋软骨、关节软骨等。有关各种软骨细胞的比较研究，已有大量的文献报道。将从牛的鼻中隔、关节、耳郭、肋软骨中分离培养的细胞进行比较后发现，相对于关节和耳郭来源的软骨细胞，鼻中隔、肋软骨的软骨细胞显示出更好的增殖倾向，维持着很高的软骨特性[9]。另一方面，在人源性耳郭软骨细胞和鼻中隔软骨细胞的比较研究中发现，两种细胞的增殖都与培养方法无关，均显示出良好的增殖曲线。通过去端肽胶原凝胶高密度包埋培养而进行分化诱导的方法，在透明软骨来源的鼻中隔软骨中，观察到了 MMP-1 等分解酶大量产生，显示了细胞对不同支架材料反应性的不同[10]。从而表明，不同组织、不同动物来源的软骨特性不同。在对人细胞进行探讨中，由于供者的年龄很难一致，所以对获取的软骨细胞增殖速度和分化能力的比较探讨存在许多困难。

目前，在临床颌面部再生治疗中作为种子细胞来源的软骨组织是耳郭软骨。耳郭软骨位于皮下，通过手术易于获取。但是由于耳郭软骨是弹性软骨，对于修复由透明软骨构成的鼻软骨尚存在异议。鼻中隔软骨应用于鼻软骨修复时，由于是在同一术野中切取，虽然能把继发畸形等影响控制在最低程度，但还是存在基质与支架材料相互作用等方面的问题。肋软骨的组织量很大，当需要大量的细胞时比较有利，但是肋软骨具有随着年龄的增长而钙化的性质。因此，各种软骨细胞具有各自的缺点和优点，对再生治疗使用的种子细胞进行探讨时，需要根据治疗对象和再生组织的特性，进行充分评估。

组织干细胞是能够向软骨进行分化的细胞，已报道的组织干细胞包括软骨膜干细胞、骨髓间充质干细胞、脂肪干细胞、滑膜干细胞等。软骨膜干细胞是存在于耳郭软骨的软骨膜上的 CD44、CD90 阳性细胞，具有很强的软骨特性，已有许多实验证实软骨膜中干细胞[11]的存在。对于关节软骨缺损，通过把骨髓来源的间充质干细胞自体移植到关节缺损部位，能够得到良好的再生软骨，在临床上已经取得了一定的成果[12]。用滑膜来源的间充质干细胞也成功地对关节软骨进行了修复[13,14]。有报道称，脂肪来源的 CD34 阳性细胞是间质系组织再生中可以应用的种子细胞[15]。以上说明，各种组织来源的干细胞都具有成为软骨再生治疗中种子细胞的可能性。另一方面，细胞分离和培养法的改善仍是今后的研究课题，为了适应从少量组织中获取细胞并使之增殖的再生治疗需求，今后有必要进行更进一步的探讨和研究。

ES 细胞具有很高的增殖能力和多向分化能力，能够对很多器官的修复做出贡献，因此，对损害脏器进行 ES 细胞治疗的细胞疗法已作为有用的工具被研究开发。但是，如果想让 ES 细胞顺利地生长就需要利用孕育生命的受精卵，其应用存在一定的伦理方面的问题。而且，摘取自体受精卵在原理上是不可能的，而移植他人的细胞还存在免疫排斥反应等问题，因此想要广泛普及存在着较大的难度。通过把 Oct3/4、Sox2、Klf4、c-Myc 这 4 个基因导入体细胞内实现体细胞的初始化，使之变成与 ES 细胞一样具有多能性的细胞（诱导多能干细胞，iPS 细胞）。这种方法备受期待，但是存在着畸胎瘤形成和适宜条件下的软骨诱导等问题，有待进一步解决。

2.4.2　生长因子

作为传统方法中促进软骨细胞增殖的因子，胎牛血清（FBS）被广泛使用。但是，有关 FBS 的使用，现在也被反复地讨论，主要是使用动物来源材料的免疫源性的问题[16,17]。而且由于动物来源的材料中存在着会使人感染未知病毒和病原体的风险，其在普及型再生治疗中的使用存在着困难。因此，在软骨细胞再生治疗的案例中已使用患者自体的血清作为 FBS 的替代。用自体血清进行培养时需要 10%～15% 浓度的培养液[18,19]。可以加入 2100ng/mL FGF、5μg/mL 胰岛素，开发出血清浓度为 5% 的培养液，作为使血清浓度降低的尝试。大约经过 4 周就能够得到 1000 倍的细胞[3,5]。

近年来，为了获取患者的自体血清，在采血袋中使之凝血，在保持无菌的条件下分离血清，使用了简便而且无菌操作的血清采集袋（图 2.5）。在获得日本厚生劳动省的审批，并且产品化之后，期待今后在再生医学的临床实践中进行使用。另一方面，虽然使用患者来源的血清克服了交叉感染的危险性，但是能够采取的血清量有限，培养的代数和天数也是有限的，因而能够再生的软骨组织的体积也是有限的。并且对于患者来源的自体血清，其活性和细胞培养的特性可能存在患者之间的差异性，因此，规模化和品质保证的问题还有待解决。此外，对于从老年患者中采集的血清，由于细胞种类的不同，也存在增殖减少的可能性，今后有待进一步进行充分研究和探讨。因此，不依赖自体的血清而实现稳定的促进增殖的无血清培养基很有必要。

关于无血清培养基的研究，可添加 6.25μg/mL 胰岛素、6.25μg/mL 转化生长因子（TGF）、6.25μg/mL 亚硒酸、1.25mg/mL 牛血清来源白蛋白（ALB）、100ng/mL FGF-2 进行培养。有报道称，在此种培养条件下，

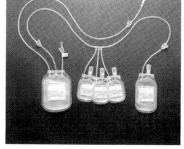
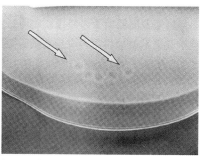

自体血清采集袋　　　　　　　　**促进凝血现象**

图 2.5　自体血清采集袋及凝血现象

人耳郭软骨细胞经过 25d 的培养增长了 7 倍[19]。另有报道称，对同一种细胞，用 10μg/mL 胰岛素、5ng/mL FGF-2、5ng/mL PDGF、1% 人血清白蛋白培养 35d，细胞可以得到 16 倍的增长[20]。把人鼻中隔软骨进行培养，在基础培养基 DMEM/F12（1∶1）中添加 100ng/mL bFGF、100ng/mL IGF-I 后经过 7d 的培养，细胞数量能够增长近 2 倍[21]。但是无论哪一种方法都比不上含有血清培养液的增殖能力。最近，通过添加生长因子，控制培养组织的形状和细胞的接种环境，最优化有机成分和生物体材料，使用生长因子 FGF-2（100ng/mL）、胰岛素（5μg/mL）、EGF（10pg/mL）、PDGF（625pg/mL）、TGF-β（5pg/mL），辅助透明质酸和血清白蛋白等相互作用，经过 10d 的培养，能够增殖得到 25 倍左右的人耳郭软骨细胞[22]。对于具有更好的促进增殖效果的无血清培养基的开发备受大家期待。

另一方面，软骨细胞在分离后进行平面培养时，Ⅱ型胶原蛋白、蛋白多糖等软骨基质的产生将会显著地减少，取而代之的是Ⅰ型胶原蛋白的分泌增强。这种现象被称之为去分化，这是导致培养软骨细胞特性恶化的常见原因。因此，很多的研究小组对去分化的软骨细胞进行再分化诱导研究。有报道称，添加 BMP-2[23]、IGF-I、OP-1 等[24]生长因子能够促进去分化的软骨细胞产生蛋白多糖。关于与再分化有关的细胞内信号传导是由 ERK 通路参与的信号传导过程。使用 PD98059 对去分化的软骨细胞中的 ERK 信号进行抑制，能够有效地诱导细胞进行再分化[25]。并且有报道称[26]，对于去分化的软骨细胞，为了促进Ⅱ型胶原蛋白和蛋白多糖等软骨基质的产生，同时为了防止骨化、抑制软骨细胞后期分化（肥大分化），可以将 BMP-2、胰岛素和 T3 等 3 种制剂相互组合（BIT）。

2.4.3 支架材料

支架材料是使再生组织的构造和功能都得到飞跃性提升的重要因素。支架材料的作用是使接种细胞在再生组织内停留，防止细胞的丢失，并且，通过模拟细胞与基质间的相互作用、细胞与支架间的相互作用，提供适宜接种细胞生长的三维立体环境，使细胞生存、增殖、分化、分泌合成物质等得到支持。此外，赋予细胞单独存在时无法获得的组织三维立体形状和力学强度，使之作为组织、脏器发挥功能。反过来说，实现这些功能是选择支架材料所必需的条件。另一方面，支架材料因为进入生物体内，必须具有与生物体很高的亲和性，不能引起过度的异物反应。再生组织、脏器在体内必须具有能够与患者寿命相匹配的耐用年数。如果可能的话，支架材料最好具有生物降解性，能够最终实现自我组织化，并且要求分解产物没有细胞毒性。

现在，作为研究或者临床应用的支架材料有 I 型胶原蛋白凝胶、纤维蛋白胶、明胶、透明质酸、琼脂糖或者藻酸盐等生物来源的水凝胶，或者PuraMatrix[TM] 和 PEG 水凝胶等的合成凝胶。固体材料有胶原蛋白、透明质酸等生物性材料，或者以 PLLA、PGA、PLGA、PLA/CL 等具有生物降解性的多聚体作为原料合成的蜂窝状、多孔状、网孔状、海绵状以及纺织布等生物材料[6]。

为了获得满足各种功能和条件的支架材料，学者们尝试进行各种各样的材料改良和加工。例如，由具有生物降解性的多聚体构成的多孔材料的浸透性和保留性需要平衡。也就是说，为了使细胞向内部进行浸透必须使孔径加大，但是反过来，孔径加大也会使细胞在未受到从外部向内部的浸透压时，从孔隙内向外流失。因此，现在尝试使支架材料复合化，使接种的细胞通过水凝胶材料进行捕捉并进行保留[27]，向多孔材料接种细胞时，使细胞和水凝胶相混合，保持黏性，防止细胞从多孔材料中流出[7]，这些方法有待于进一步探讨。

2.5 需要应用软骨再生治疗的颌面部疾病

今后，随着软骨再生医学技术不断发展，材料力学强度、耐久性和生物相容性的不断进步，存在软骨组织的颌面部组织所发生的疾病都可作为潜在的治疗对象。可以使用软骨再生治疗的颌面部疾病举例如下。

2.5.1 先天性形态异常

唇腭裂是颌面部最常见的先天性疾病，是口唇和上腭存在裂口（裂隙）的疾病的总称，合并有鼻畸形和鼻中隔偏曲的情况较为多见。在白种人中的发病率大约是每 800 人中有 1 人，在黑人中发病率大约是每 2000 人中有 1 人，而日本人发病率大约是每 500 人有 1 人，因此总体发病率很高[28]。这种疾病是由于裂隙造成的形态异常，影响出生时的哺乳、发音和牙齿的萌出，进而造成咀嚼和发音的困难，还能引起上呼吸道感染和中耳炎、颌骨、口唇和鼻的继发性畸形以及牙齿不整齐等问题。因此，常需要反复多次的修整术和移植术，治疗时间也是根据情况的不同从出生时开始到成人期间的大范围时间，成人以后也需要持续治疗，对患者和家庭的负担很重。移植患者自身的软骨对于鼻畸形患者的治疗最为理想，但是人体中没有具有鼻形态的可用于治疗的块状软骨组织。目前的方法是，切取患者的髂骨并行鼻移植手术。但是这种方法会在取骨部位留下很大的手术创口，创伤较大。并且，由于用骨进行移植，移植后的鼻部很硬，存在不能拧鼻并且很容易发生骨折。从整形美容的观点来看，使用硅胶等人工合成物质进行移植的方法也是有效的。但是，由于异物反应、感染等问题很多，现在并未被批准使用。因此，软骨再生治疗备受期待。

有关耳的疾病，最常见的是小耳症。小耳症是由于耳郭组织不足，造成耳郭很小的先天性形态异常。组织缺损从耳郭上部开始，很多情况下缺损范围达到耳垂。到耳垂为止都缺损的情况被称为无耳症。小耳症发病率为1万～2万人中有1人。对于小耳症，从前胸部获取肋软骨并用刻刀等将其精心制作成耳郭支架，把制作成的支架通过移植到皮下而显示出耳的轮廓，再通过植皮术把耳郭向上提升，对耳郭进行再造。为了这样的再造，必须从成长期的小儿中采取3或4根肋软骨，取软骨手术会造成很大的创口，并且也有胸廓变形的风险。因此，此方面再生医学的使用备受期待。

2.5.2　恶性肿瘤

颌面周围及口腔周围发生恶性肿瘤的情况较为多见。口腔上皮不仅会发生扁平上皮癌，而且还会发生唾液腺肿瘤、上颌窦癌、恶性淋巴瘤、恶性黑色素瘤、肉瘤等。对这些恶性肿瘤的治疗，一般采用外科疗法、放射线疗法、化学疗法等。从根治性和有效性上来观察，外科疗法的疗效最好，但是外科治疗会使颌面部残留很大的缺损。因此，组织重建是必不可少的。在重建中，一般使用自体组织移植，有时也使用颜面赝复体修复。颜面赝复体修复是以形态和审美的改善为目的，对颜面的实质性缺损使用硅胶制品进行修补的方法。在修复中，使用专用的黏合剂和磁铁等将颌面赝复装置固定在面部。无论哪一种方法，手术操作的难度都非常高，加之植入物生物相容性等问题的存在，使得再生医学的引入备受期待。

2.5.3　外伤

面部外伤很容易导致各种各样的功能障碍和变形、瘢痕等问题，影响美观，所带来的精神上的痛苦会影响患者的社会生活。在有关外伤的原因中，尽管安全操作使其发生率降低，但是交通事故仍然很多，其次就是人体跌倒以及人体与物体之间的碰撞等。从治疗方法上说，在对损伤部位进行功能性重建的过程中，有必要利用外科手术将影响美观的部分控制在最小限度。未来如果能够通过复合组织进行再生治疗，那么功能再建的同时进行整容治疗也将成为可能。

2.5.4　颞下颌关节强直症

下颌关节强直症是指颞下颌关节由于关节内病变而被持续性固定，其活动度受到限制的疾病状态。在特别明显的张口障碍基础上，还存在咀嚼、发音等功能障碍以及颜面变形等审美障碍。此病在幼年时期发生时，颌骨的成长发育被阻碍，成为小颌症、鸟状脸，单侧的情况会造成颜面不对称，同时也造成了一定的功能障碍。下颌髁状突切除术之类的关节手术可以作为治疗方法。根据症状的不同，对关节置换术和植入固定物等也进行了研究和探讨。对于这样的病例，也可能成为软骨再生的适应证。

2.6　今后的研究方向

今后，为了扩大软骨再生治疗的适应证，有必要对支架材料进行积极研发，提高其功能性和可操作性。并且，也有必要对无血清培养基进行开发，对增殖中软骨细胞去分化的抑制进行研究。此外，实现细胞分离方法的改善、三维立体培养法的开发、大规模培养的自动化系统开发、再生软骨评价技术的确立等辅助技术的改进，对于构建软骨再生医学的治疗体系很有必要。

为了使利用软骨细胞的软骨再生医学获得进一步发展，对软骨细胞生物学知识的积累不可或缺。迄今为止的软骨细胞生物学，是与发育生物学中对四肢形成的研究同步进行的。因此，软骨细胞主要以将来被骨组织置换生长的软骨组织细胞为研究对象，有关关节软骨和颌面部的永久软骨细胞研究，现在还没有充分的经验积累。以这些细胞为对象，必须对其代谢和维持的机制有更深刻的理解。而且，在再生医学中，要进行细胞培养和培养细胞移植等人工操作。人类对细胞进行获取和培养的革新技术已经过了大约半个世纪，将这种技术引入医疗和治疗中的尝试是非常自然并且合理的。但是，把细胞从生理环境放入人工培养的环境下，细胞会有怎样的表现？并且，再使之回植于身体内部后又会有怎样的动态表现？对于这些问题有必要进行严谨的探讨。只有通过对这些方面都进行细致的观察，才能够实现确切的再生治疗。

（星　和人，高户　毅）

文　献

[1] Yanaga H, et al：Clinical application of cultured autologous human auricular chondrocytes with autologous serum for craniofacial or nasal augmentation and repair. Plast Reconstr Surg 117(6)：2019-2030；discussion 2031-2032, 2006

[2] Yanaga H, et al：Generating ears from cultured autologous auricular chondrocytes by using two-stage implantation in treatment of microtia. Plast Reconstr Surg 124(3)：817-825, 2009

[3] Tanaka Y, et al：Growth factor contents of autologous human sera prepared by different production methods and their biological effects on chondrocytes. Cell Biol Int 32(5)：505-514, 2008

[4] Yonenaga K, et al：The optimal condition of collagenase digestion for cartilage tissue engineering and the cell density on seeding for the primary culture. Tissue Eng Part C 16(6)：1461-1469, 2010

[5] Takahashi T, et al：Synergistic effects of FGF-2 with insulin or IGF-I on the proliferation of human auricular chondrocytes. Cell Transplant 14(9)：683-693, 2005

[6] Yamaoka H, et al：Cartilage tissue engineering using human auricular chondrocytes embedded in different hydrogel materials. J Biomed Mater Res A 78(1)：1-11, 2006

[7] Yamaoka H, et al：The application of atelocollagen gel in combination with porous scaffolds for cartilage tissue engineering and its suitable conditions. J Biomed Mater Res A 93(1)：123-132, 2010

[8] Tanaka Y, et al：The optimization of porous polymeric scaffolds for chondrocyte-atelocollagen based tissue-engineered cartilage. Biomaterials 31(16)：4506-4516, 2010

[9] Isogai N, et al：Comparison of different chondrocytes for use in tissue engineering of cartilage model structures. Tissue Eng 12(4)：691-703, 2006

[10] Asawa, et al：Aptitude of Auricular and Nasoseptal Chondrocytes Cultured Under a Monolayer or Three-Dimensional Condition for Cartilage. Tissue Eng 15(5)：1109-1118, 2009

[11] Kobayashi S, et al：Reconstruction of human elastic cartilage by a CD44$^+$CD90$^+$ stem cell in the ear perichondrium. PNAS 108(35)：14479-14484, 2011

[12] Matsumoto, T, et al：Articular cartilage repair with autologous bone morrow mesenchymal cells. J Cell Physiol 225(2)：291-295, 2009

[13] Sekiya I, et al：Articular cartilage regeneration with synovial mesenchymal stem cells. Clin Calcium 21(6)：879-889, 2011

[14] Shimomura K, et al：The influence of skeletal maturity on allogenic synovial mesenchymal stem cell-based repair of cartilage in a large animal model. Biomaterials 31(31)：8004-8011, 2010

[15] Suga H, et al：Functional implications of CD34 expression in human adipose-derived stem/progenitor cells. Stem cells Dev 18(8)：1201-1210, 2009

[16] Johnson LF, et al：Antigenic cross-reactivity between media supplements for cultured keratinocyte grafts. J Burn Care Rehabil 12：306-312, 1991

[17] Meyer AA, et al：Antibody response to enogeneic proteins in burned patients receiving cultured keratinocyte grafts. J Trauma 28：1054-1059, 1988

[18] Uchio Y, et al：Human chondrocyte proliferation and matrix synthesis cultured in Atelocollagen gel. J Biomed Mater Res 50(2)：138-143, 2000

[19] Mandl E, et al：Fibroblast growth factor-2 in serum-free medium is a potent mitogen and reduces dedifferentiation of human ear chondrocytes in monolayer culture. Matrix Biol 23(4)：231-241, 2004

[20] Giannoni P, et al：Autologous chondrocyte implantation (ACI) for aged patients：development of the proper cell expansion conditions for possible therapeutic applications. Osteoarthritis Cart 13：589-600, 2005

[21] Brian P, et al：Basic Fibroblast Growth Factor and Insulinlike Growth Factor I Support the Growth of Human Septal Chondrocytes in a Serum-Free Environment. Arch Otolaryngol Head Neck Surg 124：1325-1330, 1998

[22] Iwata K, et al：The development of a serum-free medium utilizing the interaction between growth factors and biomaterials. Biomaterials, in press

[23] Martin I, et al：Enhanced cartilage tissue engineering by sequential exposure of chondrocytes to FGF-2 during 2D expansion and BMP-2 during 3D cultivation. J Cell Biochem 83：121-128, 2001

[24] Loeser RF, et al：The combination of insulin-like growth factor 1 and osteogenic protein 1 promotes increased survival of and matrix synthesis by normal and osteoarthritic human articular chondrocytes. Arthritis Rheum 48：2188-2196, 2003

[25] Yoon YM, et al：Maintenance of differentiated phenotype of articular chondrocytes by protein kinase C and extracellular signal-regulated protein kinase. J Biol Chem 277：8412-8120, 2002

[26] Liu G, et al：Optimal combination of soluble factors for tissue engineering of permanent cartilage from cultured human chondrocytes. J Biol Chem 282(28)：20407-20415, 2007

[27] Chen G, et al：The use of a novel PLGA fiber/collagen composite web as a scaffold for engineering of articular cartilage tissue with adjustable thickness. J Biomed Mater Res 67A：1170-1180, 2003

[28] 高戸　毅：口唇口蓋裂のチーム医療, 金原出版, 2005

3　通过骨髓间充质细胞移植的关节软骨缺损修复

3.1　关节软骨缺损修复

3.1.1　通过移植软骨细胞进行关节软骨缺损的修复

为了促进关节软骨缺损的修复而进行细胞移植时，应该考虑原本就存在于此处的细胞，也就是说移植软骨细胞是非常理所当然的思考方式，历史上软骨细胞移植是最先被报道的。自 1968 年切斯特曼等报道了通过对家兔同种软骨细胞进行移植，施行关节软骨缺损修复以来 [1]，很多的软骨细胞移植案例被不断地报道 [2,3]。笔者等也在 1989 年关于家兔的系列试验中，报道了胶原蛋白凝胶包埋的同种软骨细胞移植促进关节软骨缺损修复的作用 [4]。同年，格兰德等在家兔的系列试验中报道了自体软骨细胞移植对关节软骨缺损修复的促进作用。因为软骨细胞在平面培养时增殖过程会产生去分化，笔者等在不使软骨细胞增殖的条件下对其进行移植，使用抑制软骨细胞去分化，并且能够提供立体环境的胶原蛋白凝胶。格兰德等进行自体软骨细胞移植时采集自体软骨得到充分数量的移植用细胞是很困难的，所以一般让细胞进行增殖后再进行移植 [5]。因为他们的方法可能引起软骨细胞的去分化，因此笔者等对他们的方法抱有疑问，但是这种方法很快就在临床上得到了应用 [6]。1997年其被美国 FDA 批准成为世界上最初的骨科领域的再生医学商品，并开始在世界上普及。但是，与第一代用于自体软骨细胞移植的马赛克玻璃材料相比较，并没有得到有意义的、良好的修复效果 [7]，笔者等所抱有的怀疑也许并没有错。在软骨细胞移植中使用胶原蛋白等载体的第二代自体软骨细胞移植的有关情况参照第 1 章内容。

笔者等报道了把同种软骨细胞用胶原蛋白凝胶进行包埋并于体外进行培

养的方法。有报道称，使之产生软骨基质之后再进行移植能得到良好的修复[8]。经过大约 2 周的培养，软骨细胞产生并沉积软骨基质，使胶原蛋白凝胶获得了一定的硬度。因此，操作的难度得到了显著的改善，由于软骨细胞被软骨基质包围，在移植初期能够承受力学上的压力，因此得到了良好的修复效果。这种修复成果已经可以充分应用于临床，但是当时在日本对于人同种软骨细胞的获取是不允许的，笔者等因此考虑到同种软骨细胞移植的临床应用是十分困难的，因此开始对其他的种子细胞进行探索。

3.1.2　通过骨髓间充质细胞系的移植对关节软骨的缺损进行修复

在自体移植中，不仅是组织移植，即使是对自体正常组织进行提取，也会产生组织缺损。由于能够提取的组织非常有限，当不能采集足够数量的细胞时，就有必要使之增殖。但是，使细胞增殖分化有可能发生去分化，会使细胞丧失本来的特性。因此，在很小的组织缺损条件下就能够获取，在使之增殖之后也能够对其重新进行分化诱导的前体细胞备受瞩目。其中研究最多的是在骨科领域中最早就被人关注的、作为骨软骨前体细胞的骨髓间充质细胞（有很多人称之为间充质干细胞，与之有关的情况将在之后进行叙述）。由于对骨髓血的采集能够在门诊局部麻醉下进行（自体软骨细胞的移植由于为了采集自体软骨细胞需要进行关节镜手术），而且通过培养能够使之增殖，是非常适合临床应用的细胞。

1990 年，美国俄亥俄州克利夫兰的凯斯西储大学的卡普兰等，创立了骨髓来源的间充质细胞具有向各种组织进行分化能力的假说，这些细胞称为间充质干细胞，并进行了试验证明[9]。如果对骨髓血中的有核细胞进行培养，只有极少部分的细胞发生黏附和增殖。将这种细胞进行传代培养，结果是纺锤形的细胞占了绝大部分，这种细胞被称之为间充质干细胞。1996 年，弗里登施泰因等报道了骨髓血来源的细胞能够成骨的研究[10]。1980 年，艾什顿等报道了这种细胞能够分化形成骨和软骨的研究[11]。大串等目前正在卡普兰的研究室中进行有关这种细胞成骨的研究（参照第 8 章）。笔者在卡普兰的研究室中，使用家兔的自体骨髓间充质细胞进行移植试验，发现其能够促进骨和软骨缺损的修复（后述）[12]。由此，这种细胞向骨软骨分化的可能性被阐明，但是所有的试验都是在体内进行的，而体外分化诱导在当时是不可能的。笔者等在卡普兰的研究室尝试使这种细胞向骨软骨之外的细胞进行分化诱导，并证明其在体外能够向肌肉细胞以及脂肪细胞进行分化诱导[13]。卡普兰等进一步尝试将骨髓间充质细胞向其他细胞进行分化诱导，他们的共同研究者约翰斯顿于 1998 年在体外证明了此细胞能够向软骨进行分化[14]，皮滕格等阐明了此细胞能向骨组织进行分化诱导，于是这种细胞在体外能够被诱导而向骨、软骨、脂肪、肌肉（所有的间充质组织）等组织分化，因此被称为间充质干细胞[15]。

3.1.3 成体干细胞

在这之后，发现这种细胞能够向外胚层来源的神经细胞[16]以及内胚层来源的干细胞进行诱导分化[17]。这种细胞不仅是间充质组织再生的细胞源，也能够对其他很多组织进行修复，因而备受瞩目。这种细胞属于成体干细胞的一种，作为间充质干细胞而被大家广泛认知，但是笔者却不愿把这种细胞称为干细胞，勉强称之为骨髓间充质细胞。如此称呼的理由是，与细胞株不同，这些从成人体内采集的细胞并不是均一的细胞，而是由各种各样的细胞集合而成的，不仅能够向间充质细胞分化，还能够向其他胚层的组织分化。并且其从生物体骨髓血中采集的黏附细胞的分裂能力有限，因此称其为间充质干细胞并不合适。

如前所述，由于这种细胞能够向软骨细胞进行分化，因此笔者等才考虑使用这种细胞对关节软骨的缺损进行修复，临床预试验已经开始。下面，笔者将从这种细胞的临床预试验开始，对临床试验以及在今后的部分应用中进行解说。

专栏 1

笔者于 1990—1992 年曾在卡普兰教研室工作，卡普兰教研室有一位叫作史蒂夫·华司沃斯的研究者，想找到间充质干细胞的标志物，按照自己名字开头字母 SH 命名，并按照发现顺序进行标示。SH-2 抗体您了解吗？现已证实，SH-2 为识别内分泌物的抗体，目前作为 CD105，是间充质干细胞的标志物之一。笔者每当观察 CD105 时就会想起华司沃斯。他现在仍然在凯斯西储大学进行研究。之后，骨髓间充质细胞表面各种各样的细胞表面标志物相继被报道，但是到现在还没有一种能够单独地进行判定的标志物，只能通过多种标志物组合进行判定[33]。

3.2 通过自体骨髓间充质细胞移植的关节软骨缺损修复

3.2.1 临床前研究

笔者等报道，在家兔试验中，通过把自体骨髓间充质细胞移植到关节软骨缺损部位，能够促进关节软骨的修复[12]。从家兔的胫骨近端部位采集骨髓血并培养黏附细胞，使之增殖，达到融合后进行一次传代培养。在移植前对细胞进行回收，包埋入胶原蛋白凝胶中，在膝关节股骨内髁荷重部位制造 6mm×3mm×3mm 的骨软骨缺损并进行充填。移植后 2 周可以看到修复组织在骨软骨缺损部位呈现甲苯胺蓝异性染色的透明软骨组织。之后，与骨髓接触的软骨发生肥大化，血管侵入，为骨组织所替代，骨的替代是面向残留关节腔部分的软骨发生的，24 周后，软骨下骨得到完全修复。修复之后的软骨与周围正常的软骨相比相对菲薄。移植的骨髓间充质细胞由于受到骨髓血中的细胞因子以及生长因子的促进作用，或者是由于力学因素以及关节液等因素的影响，分化成软骨，在骨髓侧发生软骨肥大化，通过血管的侵入而发生骨的替代。通过这样的家兔试验，阐明了通过骨髓间充质细胞系的移植对骨软骨缺损的修复作用，这个方法于 1998 年以来，广泛应用于人的关节软骨缺损的治疗。

3.2.2 临床研究 1

笔者等对 2 例人膝关节软骨缺损的患者进行了骨髓间充质细胞移植治疗[18]。一位是 44 岁的男性，一位是 26 岁的女性。术前 3 周从髂骨采集骨髓血，分离培养黏附细胞并使之增殖，之后将其包埋入胶原蛋白凝胶中。刮除软骨缺损部位的组织并对软骨下骨进行钻孔。在其上放置包埋有移植细胞的胶原蛋白凝胶，把从胫骨部位获取的骨膜面向移植细胞侧的骨生成层进行缝合。在术后 7～8 周时用关节镜观察并确认了 2 个病例软骨组织的修复结果，可见 2 个病例的术后临床症状都得到了显著改善。但是，在临床中设定没有进行细胞移植的对照组很困难，因此细胞移植是否有效难以判断。也就是说，很难判断临床症状的改善究竟是因为细胞移植导致的组织再生，还是由于术后安静的康复活动带来的改善。

3.2.3 临床研究 2

针对上述临床研究的不足，笔者等将因内侧型变形性膝关节炎接受高位胫骨骨切开术（high tibial osteotomy，HTO）的 24 位患者作为研究对象，将其分为细胞移植组和非细胞移植组，通过对 2 组进行比较而探讨骨髓间充质细胞移植的有效性[19]。2 组患者手术时的平均年龄为 64 岁（49 ～ 70 岁），HTO 时显露膝关节，对其中 12 例股骨内髁荷重部位的关节软骨缺损部的软骨下骨进行切削，用胶原蛋白凝胶包埋的骨髓间充质细胞进行充填，并用从胫骨内侧采取的骨膜（同样是面向移植细胞侧的骨生成层）进行覆盖，以此作为细胞移植组。其余的 12 例作为对照组，在施行 HTO 时与细胞移植组同样切削软骨下骨，用不包埋的细胞胶原蛋白凝胶进行充填，并用骨膜覆盖。对照组与细胞移植组术后结果与术前相比都得到了改善，但是两组之间的改善程度无统计学差异。拔针时（创口外固定器通常在术后 7 周，克氏针通常在术后 42 周拔针），对取得同意的患者进行关节镜检查，在关节镜下从组织学水平角度对组织修复进行量化评价。术后 7 周、42 周，细胞移植组都获得了良好的修复。但是细胞移植组和对照组在临床效果对比上并无显著的差异。大概是由于仅是单纯的 HTO 也能改善临床症状，今后如果进行长期的术后随访，有可能发现临床治疗效果上的差异。

　　黑田[20] 和笔者等[21] 报道了通过自体骨髓间充质细胞移植对关节软骨进行修复的实用性研究。

3.2.4　安全性

　　在此方法中，由于使用自体细胞在体外培养之后进行移植，因此发现了可能存在的肿瘤化的问题。2005 年，鲁比奥等报道了把人脂肪来源干细胞进行长期培养，结果发生了癌化的现象[22]，给再生医学研究提出了重大的问题。但是，之后的研究证实，癌化的细胞是由于混有其他的细胞而造成的，因此这篇论文被撤销。即便如此，在进行临床试验之前，为了消除移植细胞可能发生肿瘤化的问题，多在免疫抑制动物中进行移植，并确认是否能够发生肿瘤化。近几年来，建立了高度免疫抑制的动物模型。虽然对于肿瘤化问题的研究非常实用，但是因动物试验中观察期短会造成证据的不充分。笔者认为，实际上，对人骨髓间充质细胞移植后的安全性问题的研究十分重要。我们对1998 年 1 月开始到 2008 年 12 月为止在日本进行的 45 例自体骨髓间充质干细胞移植修复关节软骨缺损的报道进行了调查。其结果是移植后时间最长的 11年 5 个月到最短的 5 个月中，经过了平均 6 年 3 个月的移植时间，没有局部感染和肿瘤发生的病例报道。因此，笔者等得出结论：自体骨髓间充质干细胞移植是安全的[23]。

3.3　新的骨髓间充质细胞移植方法

　　像这样通过移植自体骨髓间充质细胞修复关节软骨缺损的可能性和安全性得到了印证。但是，常规方法中，通过切开和显露关节进行移植会造成很大的手术创伤。为了能够在临床中广泛应用，术中微创的方法备受期待。因此，笔者等以开发微创手术关节镜下的移植术为目标进行了研究。广岛大学的月智光夫研究团队以及新加坡大学的胡伊研究团队报道了在动物试验中，通过把自体骨髓间充质细胞进行关节内注射，使关节软骨的损伤得到修复的研究成果[24,26]。在此基础上，可以开发侵袭性更小，不需切开关节而在关节镜下手术的移植方法。可以在关节镜下进行骨髓刺激，同时使用自体骨髓间充质细胞进行关节内注射的方法。为了检验这种方法的有效性，进行骨髓刺激法＋细胞移植组与作为对照组的骨髓刺激法相比较的非盲随机化对照试验。将大阪市立大学、兵库医科大学、广岛大学、近畿大学、丰见城中央病院、奈良县立医科大学包括在内进行了多中心共同研究，所有的研究机构都按照相同的科研计划进行研究。如果这个方法的有效性得到证实，将有助于微创关节软骨法的研发、关节软骨修复治疗的普及，并且进一步有助于商业化。不仅在日本，在世界其他各国都能够得到广泛的应用，成为安全且普及性很高的关节软骨再生疗法。

3.4　细胞培养的基础条件

　　要培养能向人进行移植用的细胞，建立人移植用细胞培养中心（cell processment center，CPC）很有必要。CPC 的基础设施不仅需要耗费巨资，其运作也需要高技术人才。由于审批验证十分困难，并且维持费用很高，因此造成了维持运作困难。迄今为止，全日本建立了 80 个左右的移植用人细胞培养设施，但是实际上使用的只有不到 20 个，并且 CPC 的细胞源不足。如果研究所中的细胞培养和移植也能够实现，或者细胞源很少的 CPC 能够活用，那么即便在有细胞源而没有 CPC 设施的情况下细胞治疗也能够成为可能。但是，移植细胞培养在过去由于违反了药物管理法而导致无法实行。2010 年 3

月 30 日，日本医政司司长批准在医疗机构中使用自体细胞、组织再生、细胞医疗的有关法规出台，此后在学术界中细胞培养的应用得到批准。

在上述参与研究的多个中心中，大阪市立大学、兵库医科大学未设置 CPC。大阪大学医学部附属医院移植医疗中心（Medical Centerfor Translational Reserch，MTR）中已经拥有了使用中的 CPC。笔者等把没设置 CPC 的大阪市立大学、兵库医科大学的患者骨髓液送至大阪大学 MTR 进行培养增殖，最终送回各单位后进行移植应用。此培养系统的建立正在计划之中。这个系统目前使用频率较高，并在全国广泛普及，有助于促进现在没有被使用的 CPC 的发展。此外，没有 CPC 的研究机构即使有细胞源的存在，进行临床研究也是不可能的。如果利用笔者等的研究成果，就能很容易进行培养，并且不仅仅应用于关节软骨，对所有再生医学领域的促进有着广阔的前景。

3.5　软骨细胞分化诱导后的移植

3.5.1　软骨细胞的分化诱导

骨髓间充质细胞移植虽然能够促进缺损部位的修复，但是却没有实现完全由透明软骨填充的修复效果。在笔者等的病例中，培养的骨髓间充质细胞没有进行任何的处理，直接进行移植，在移植部位由于单纯依靠细胞自然分化，因此分化不够充分。开发能诱导骨髓间充质细胞积极地向软骨细胞进行分化的方法，具有能够有效改善临床效果的可能性。

笔者等曾报道，把肌肉来源细胞与具有软骨生成促进作用的骨形成蛋白（bone morphogenetic protein-2，BMP-2）一起放入扩散盒并移植到大鼠筋膜下形成软骨圆盘后，将其向关节内骨软骨缺损部位进行移植，发现了此方法具有促进关节软骨修复的作用[27]。笔者还导入了具有软骨分化促进作用的 CDMP-1（cartilage derived matrix protein-1）基因并进行移植，发现了其对骨软骨缺损修复具有促进作用[28]。除此之外，与软骨的初期分化有关的因子，如 Sry-related HMG box（SOX-5,6,9）、Parathyroid hormone（PTH）、PTH related protein、Hedgehog family 以及生长因子构成的活性型受体、细胞内信息传导物质（BMP 中的 Smads 等）等各种各样的基因导入都具有促进软骨缺损修复的作用。

妻木等开发了从皮肤细胞开始无须 iPS 细胞介入直接诱导软骨细胞的方法（partial reprogramming）。这种方法是非常有用的，将来可用于各个领域（参照第 5 章）。

3.5.2　通过骨髓间充质细胞制作软骨膜片

作为另一个方法，可以将骨髓间充质细胞在体外进行培养并向软骨细胞分化之后进行移植。如前所述，骨髓间充质细胞在体外培养并向软骨细胞进行分化是可行的，但是只能将诱导生成的软骨细胞制成直径为 1 ~ 2mm 的小丸，其中心部会发生钙化等问题[12]。共同研究者高木等把骨髓间充质细胞在体外进行培养后，在没有载体的情况下，成功地制作成了软骨细胞膜片并保持其不收缩[30]。使用与东京女子大学共同开发的关节镜下机械手进行膜片移植的临床预试验正在计划中。

3.6　关节软骨缺损的临床问题

3.6.1　实用性

为了实现关节软骨修复所使用的细胞移植法，是与皮肤同一批最早被开发的组织工程学的治疗方法。第一代的自体软骨细胞移植于 1997 年在美国上市。迄今为止，全世界已有 2 万例以上的案例报道，如 3.1.1 项所述，作为骨髓刺激法中的一个微创法，其在临床上以及组织学中都没有显示出有意义的差别。其中的原因是自然疗程不明确以及治疗效果的评价体系并没有建立。

3.6.2　软骨缺损的自然疗程

通常情况下，停留在关节软骨层的浅表损伤并不需要修复，对于累及关节软骨下骨的深部损伤，很早以前就被认为是由关节软骨组织中的纤维软骨而不是由透明软骨进行修复的。实际上，关节软骨的自然修复由于动物的种类和年龄、损伤的形状、部位的大小等因素的不同而不尽相同，而详细情况尚不明了。

近年来，由于关节镜、MRI（magnetic resonance imaging）等诊断技术的进步，对于人的关节软骨缺损，追踪其自然疗程成为可能。并由此阐明了人的关节软骨缺损具有自体修复能力，即使这种能力很微弱。今后，软骨缺损的自然疗程将会变得更加明了。哪个年龄段、哪个部位的缺损不进行治疗也会自愈？何种缺损会向变形性关节症发展而需要积极的修复？这些问题有望被解答，而这些手术的适应证也有望被阐明。

3.6.3　关节软骨缺损的临床症状

由外伤等造成的关节软骨缺损在初期可能没有任何症状。由于关节软骨缺乏痛觉神经支配，因此无法感受到关节软骨的损伤。很多关节损伤的患者感受不到关节疼痛并且能进行行走。但是，经过了 10 年甚至 20 年后可能产生关节功能障碍（疼痛、关节水肿、关节活动受限等），并逐渐向变形性关节炎发展。

3.6.4　关节软骨缺损修复的评价

当评价关节软骨缺损修复时，因为上述原因的存在短期临床症状的改善并不起作用。防止关节损伤向变形性关节炎发展是非常必要的。临床试验和治疗经验很难进行 10 年的观察，因此在 1 年左右进行评价非常重要。虽然这是很困难的，但通过 MRI 细心观察也是有可能进行评价的。我们期待关节变形症的检测标志物的发现，但是现阶段并没有特异性的检测指标。笔者等新开发了硫酸角质素的测定方法，将血清硫酸角质素作为软骨损伤和初期变形性关节炎的标志物[31,32]。今后，有必要对其实用性进行验证。

现在，笔者考虑的评价方法有：疼痛等临床症状的减轻、缺损部位物理填充的确认（期望是透明软骨）以及将来对变形性关节炎发展的预防这三要素。通过准确的评价，可以认为细胞移植法是关节软骨再生组织工程学的治疗方法。

随着细胞工程学的进步，软骨再生领域取得了非常显著的进展。但是，诸多在试验中获得的成果能够进行临床应用的还相当有限，能够运用于临床的方法研发备受期待。在本书中介绍的案例已经有很多能够进行临床应用。

在今后的课题中，对于关节软骨损伤并不需要特殊的修复技术，只是需要开发对患者的损伤少且能够确切地对透明软骨进行修复的方法。

专栏 2

笔者至今为止已经进行了大约 50 例的骨髓间充质细胞的移植，但是实际上尚未在人移植用细胞培养中心（cell processing center，CPC）所在的医院中实行过。从 1998 年开始到 2001 年为止的移植都是在国立大阪南病院（现为国立医院机构大阪南医疗中心）进行的。

国立大阪南病院临床研究部有细胞培养室，也有洁净的工作台和恒温箱，但是基本上没使用过，笔者经申请后使用。但是在日本基本上没有CPC，而且大多不使用CPC，而采用培养的细胞进行移植。2001年笔者调入信州大学。当时，信州大学并没有CPC（信州大学配备CPC是在2006年，笔者之前调入大阪市立大学工作）。2001年，日本已经开始考虑采用CPC进行人移植用细胞的培养。因此笔者请求征得产业技术综合研究所（兵库县尼崎市）的大串　始先生的同意，并开始使用那里的CPC。计划将信州大学患者的骨髓液运送到相距约400km的尼崎产业技术综合研究所，用CPC进行培养并送回信州大学进行移植。但是这个计划，被厚生劳动省通知违反了药物管理法。这个消息对于对法律疏于了解的笔者来说无疑是晴天霹雳。根据厚生劳动省的说法，一个医生对患者进行诊断、细胞采集、搬运、培养、再搬运以及移植手术这些操作并不违反药物管理法。但是，这种情况针对很多的病例进行后会形成"产业"，而违反了药物管理法。重要的是由于一个人负担责任，因此不能大规模制作。于是笔者按照这个计划只对10个病例进行了移植，并且耗费了大量的劳动力。笔者在2006年调入大阪市立大学，但是那里到现在都没有设置CPC。因此，与信州大学进行合作进行软骨再生以及与松本齿科大学合作进行下颌骨再生的申请（根据《用人干细胞进行临床研究的指南》，2006年厚生劳动省告示第425号）获批，并进行了临床研究。在这期间，笔者作为日本再生医学学会的临床研究指导委员之一，从学会角度要求国家修改法规制度，将细胞培养的批准作为其中一个重要申请事项。2010年3月30日，由于学术界细胞培养的请求获批，笔者等开始使用细胞培养委托系统，并构建起临床试验系统。

（胁谷滋之）

文　献

[1]　Chesterman PJ, Smith AU：Homotransplantation of articular cartilage and isolated chondrocytes. J Bone Joint Surg 50-Br：184-197, 1968

[2]　Bentley G, Greer RBI：Homotransplantation of isolated epiphyseal articular cartilage chondrocytes into joint surfaces of rabbits. Nature 230：385-388, 1971

[3]　Aston JE, Bentley G：Repair of articular surfaces by allografts of articular and growth-

plate cartilage. J Bone Joint Surg. 68-Br：29-35, 1986

[4] Wakitani S, et al：Repair of rabbit articular surfaces with allograft chondrocytes embedded in collagen gel. J Bone Joint Surg Br 71：74-80, 1989

[5] Grande DA, et al：The repair of experimentally produced defects in rabbit articular cartilage by autologous chondrocyte transplantation. J Orthop Res 7：208-218, 1989

[6] Brittberg M, et al：Treatment of deep cartilage defects in the knee with autologous chondrocyte transplantation. N Engl J Med 331：889-895, 1994

[7] Knutsen G, et al：A randomized trial comparing autologous chondrocyte implantation with microfracture. Findings at five years. J Bone Joint Surg Am 89：2105-2112, 2007

[8] Kawamura S, et al：Articular cartilage repair. Rabbit experiments with a collagen gel-biomatrix and chondrocytes cultured in it. Acta Orthop Scand 69：56-62, 1998

[9] Caplan AI：Mesenchymal stem cells. J Orthop Res 9：641-650, 1991

[10] Friedenstein AJ, et al：Osteogenesis in transplants of bone marrow cells. J Embryol Exp Morphol 16：381-390, 1966

[11] Ashton BA, et al：Formation of bone and cartilage by marrow stromal cells in diffusion chambers in vivo. Clin Orthop 151：294-307, 1980

[12] Wakitani S, et al：Mesenchymal cell-based repair of large, full-thickness defects of articular cartilage. J Bone Joint Surg Am 76：579-592, 1994

[13] Wakitani S, et al：Myogenic cells derived from rat bone marrow mesenchymal stem cells exposed to 5-azacytidine. Muscle Nerve 18：1417-1426, 1995

[14] Johnstone B, et al：In vitro chondrogenisis of bone marrow mesenchymal progenitor cells. Exp Cell Res 238：265-272, 1998

[15] Pittenger MF, et al：Multilineage potential of adult human mesenchymal stem cells. Science 284：143-147, 1999

[16] Kopen GC, et al：Marrow stromal cells migrate throughout forebrain and cerebellum, and they differentiate into astrocytes after injection into neonatal mouse brain. Proc Natl Acad Sci USA 96：10711-10716, 1999

[17] Petersen BE, et al：Bone marrow as a potential source of hepatic oval cells. Science 284：1168-1170, 1999

[18] Wakitani S, et al：Autologous bone marrow stromal cell transplantation for repair of full-thickness articular cartilage defects in human patellae：Two case reports. Cell Transplant 13：595-600, 2004

[19] Wakitani S, et al：Human autologous culture expanded bone marrow mesenchymal cell transplantation for repair of cartilage defects in osteoarthritic knees. Osteoarthritis Cart 10：199-206, 2002

[20] Kuroda R, et al：Treatment of a full-thickness articular cartilage defect in the femoral condyle of an athlete with autologous bone-marrow stromal cells. Osteoarthritis Cart 15：226-231, 2007

[21] Wakitani S, et al：Repair of articular cartilage defects in the patello-femoral joint with autologous bone marrow mesenchymal cell transplantation：three case reports involving 9 defects in 5 knees. J Tissue Eng Regen Med 1：74-79, 2007

[22] Rubio D, et al：Spontaneous human adult stem cell transformation. Cancer Res 65：3035-3039, 2005

[23] Wakitani S, et al：Safety of autologous bone marrow-derived mesenchymal stem cell transplantation for cartilage repair in 41 patients with 45 joints followed for up to 11 years and 5 months. J Tissue Eng Regen Med 5：146-150, 2011

[24] Agung M, et al：Mobilization of bone marrow-derived mesenchymal stem cells into the injured tissues after intraarticular injection and their contribution to tissue regeneration.

Knee Surg Sports Traumatol Arthrosc 14：1307-1314, 2006

[25]　Nishimori M, et al：Repair of chronic osteochondral defects in the rat. A bone marrow-stimulating procedure enhanced by cultured allogenic bone marrow mesenchymal stromal cells. J Bone Joint Surg Br 88：1236-1244, 2006

[26]　Lee KB, et al：Injectable mesenchymal stem cell therapy for large cartilage defects—A porcine model. Stem Cells 25：2964-2971, 2007

[27]　Nawata M, et al：Use of bone morphogenetic protein-2 and diffusion chambers to engineer cartilage tissue for the repair of defects in articular cartilage. Arthritis Rheum 52：155-163, 2005

[28]　Katayama R, et al：Repair of articular cartilage defects in rabbits using CDMP1 gene-transfected autologous mesenchymal cells derived from bone marrow. Rheumatology 43：390-395, 2004

[29]　Ikeda T, et al：The combination of SOX5, SOX6, and SOX9 (the SOX trio) provides signals sufficient for induction of permanent cartilage. Arthritis Rheum 50：3561-3573, 2004

[30]　Maeda S, et al：Shrinkage-free preparation of scaffold-free cartilage-like disc-shaped cell sheet using human bone marrow mesenchymal stem cells. Accepted for publication in J Biosci Bioeng

[31]　Wakitani S, et al：Serum keratan sulfate is a promising marker of early articular cartilage breakdown. Rheumatology (Oxford) 46：1652-1656, 2007

[32]　Wakitani S, et al：Highly sensitive ELISA for determining serum keratan sulfate levels in the diagnosis of OA. Rheumatology (Oxford) 49：57-62, 2010

[33]　Barry FP, et al：The monoclonal antibody SH-2, raised against human mesenchymal stem cells recognizes an epitope on endoglin (CD105). Biochem Biophys Res Comm 265：134-139, 1999

4 使用滑膜间充质干细胞的软骨再生

4.1　软骨损伤

　　由于软骨组织密度很低，血液供应不充足，因而再生能力低下。因此，对软骨缺损使用细胞成分进行补偿，成为促进软骨再生的手段之一。使用作为细胞源的间充质干细胞，并不牺牲自体软骨组织进行修复，在保证有充足的细胞这一点上尤为关键。现在间充质干细胞的定义还不明确，我们认为其是间充质组织来源的，具有集落形成能力，在体外培养时具有向软骨、骨、脂肪等组织分化能力的细胞。在关于间充质干细胞的研究中，对骨髓来源细胞进行研究的报道最多，目前的研究也非常普遍。但是到了 2000 年以后，有大量报道称从脂肪、肌肉等的骨髓以外的间充质组织中也能分离出间充质干细胞。近年来，人们认为所有的间充质组织中都存在间充质干细胞。有报道称，间充质干细胞并不依附于原来的组织，而是具有共同的特性。另一方面，也有关于间充质干细胞依赖于原来组织特性的报道。

4.2　间充质干细胞的特征

4.2.1　各种间充质干细胞的集落形成能力的比较

　　在有关间充质干细胞的获取中，如果使用骨髓液进行采集，则先用聚蔗糖对单核细胞进行分离；如果是从固态组织进行采集，则先用胶原酶进行处理，然后在培养皿中进行接种培养，这样生成的细胞集落可以认为是同一个细胞来源的。如果接种密度很低，一个培养皿中得到的细胞数量将会很少，对之后的分析会造成困难；但是如果接种密度很高，细胞集落之间会相互接触，细胞集落会变小（图 4.1）。由于间充质干细胞的形态、表面抗原、增殖

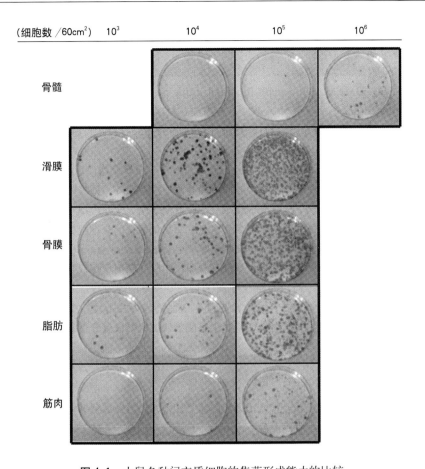

(细胞数/60cm²) 10³　　10⁴　　10⁵　　10⁶

骨髓

滑膜

骨膜

脂肪

筋肉

图4.1　大鼠各种间充质细胞的集落形成能力的比较

从大鼠身上采集间充质组织，将骨髓液使用梯度离心法、其他的固态组织用酶消化进行
处理后，把有核细胞按各种各样的密度进行接种培养。经过14d的培养后，进行染色。
骨髓来源的间充质干细胞与其他固体组织来源的间充质干细胞相比，集落形成能力很低。
在滑膜中，以10⁵/mL进行接种后形成的集落由于相互之间的接触导致集落的形状变小，
而以10⁴/mL进行接种就能够得到最合适的集落形成所需要的细胞密度。

能力、分化能力等特性会受到接种密度、培养时间、传代次数等因素的影响。
因此，在对不同细胞源的间充质干细胞的特性进行比较时，有必要在相同的
条件下进行培养。笔者等力求培养出最大的细胞集落，使一个培养皿中的细
胞数量达到最多，以获得最适宜集落的细胞密度，在这种条件下对所获得的
细胞进行比较。对大鼠的骨髓液、滑膜、骨膜、皮下脂肪、肌肉进行研究探讨，
骨髓液来源细胞的集落形成率最低，低于其他集落的1/100（图4.1）。这个
结果与在人身上试验的结果相类似。

4.2.2　间充质干细胞的体外培养软骨分化

对间充质干细胞进行离心后，使用培养细胞团所采用的球形培养方法，此方法能够诱导间充质干细胞在体外向软骨分化。其最先由约翰斯通等报道，是在将骨髓间充质干细胞用添加了 TGF-β（transforming growthfactor-β）和地塞米松的 DMEM（dulbeccas modified eagle medium）培养基进行培养后可以得到的。笔者等通过向这个分化培养基添加 BMP（bone morphogenetic protein），得到了 10 倍于常规方法的细胞量，并证实了能够形成软骨基质染色性优越的软骨块。对药物和细胞因子在滑膜间充质干细胞体外培养时促进软骨分化作用的研究中也得到了相同的结果（图 4.2）。在这个体外培养软骨分化的过程中，软骨块增大主要源于软骨基质的产生。细胞团的大小和重量反映了软骨前体细胞数和软骨基质产生的能力，成为细胞集团中评价软骨分化能力的指标。

从同一供体身上采集骨髓液、滑膜、骨膜、脂肪、肌肉等组织后，对间充质干细胞进行分离培养，把相同数量的细胞进行为期 21d 的球形培养后，滑膜和骨髓来源的细胞能够形成很大的软骨（图 4.3）。同样的情况也出现在

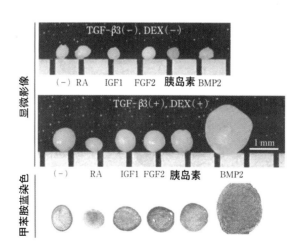

图 4.2　人滑膜间充质干细胞在体外培养条件时添加促进软骨分化的药物和细胞因子的效果（参照插图 1）

把 25 万个细胞进行离心培养形成细胞集落团块后，将 3 种相互组合的药物和细胞因子等添加到培养液中培养 3 周。结果表明，TGF-β3、地塞米松、BMP-2 的组合能够形成最大的软骨块。TGF-β3：transforming growth factor-β3；DEX：dexamethasone；RA：retinoic acid；IGF1：insulin like growth factor1；FGF2：fibroblast growth factor2；BMP2：bone morphogenetic protein2。

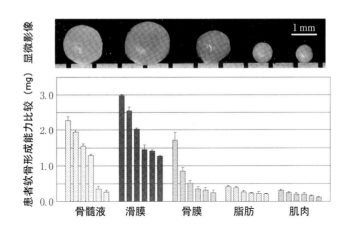

图4.3 人各种间充质干细胞体外培养下软骨分化能力的比较

从同一供体身上采集各种间充质组织，使间充质干细胞在相同条件下进行增殖后，
将相同数目的细胞在同一条件下进行软骨体外培养和诱导分化。结果表明，滑膜
来源的细胞能够形成最大质量的软骨块。

对大鼠和家兔的间充质干细胞培养中。这些结果表明，滑膜和骨髓来源间充
质干细胞的软骨分化能力很强。通过比较得出的滑膜和骨髓来源的细胞能够
形成较大软骨块的原因，可能是它们比较符合软骨的分化条件。对脂肪和肌
肉来源的间充质干细胞使用合适的软骨分化条件进行培养，发现这些细胞并
不具有比滑膜和骨髓来源细胞更高的软骨分化能力。

　　把各种间充质干细胞置于体外进行培养，并向软骨进行分化，最终形成
的软骨块组织都非常相似。但是在分化过程中，存在由于细胞来源不同而造
成的形态学上的特征性差异。将骨髓以及滑膜来源的间充质干细胞与软骨细
胞进行比较后发现，在分化诱导前的悬浮状态下，两种细胞并没有明显的形
态学上的差异。但是培养1d后，两种细胞显示出了明显的差异。无论是哪一
个细胞块都显示出了复层结构，而深层结构由于细胞种类的不同而具有各自
特征。骨髓间充质干细胞是不伴有细胞间裂隙的圆形细胞，滑膜间充质干细
胞是具有中等细胞间裂隙的纺锤形细胞，软骨细胞由多角形的细胞构成且具
有丰富的细胞裂隙（图4.4）。

　　用球形培养的方法在体外进行软骨诱导分化，最大只能培养出直径3mm
左右的软骨块。但是，如果将滑膜间充质干细胞与支架进行结合，能够使体

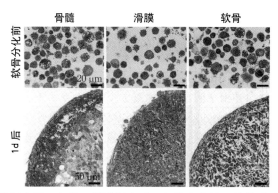

图4.4 骨髓间充质干细胞、滑膜间充质干细胞和软骨细胞体外培养时，软骨
分化过程中的形态比较

将进行球形培养开始前和培养1d后的细胞进行环氧树脂包埋，甲苯胺蓝染色。在培养
1d后细胞团深层的染色证实，由于细胞种类不同导致明显的培养特性上的差异。

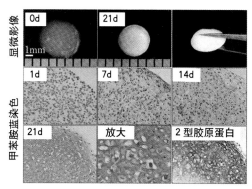

图4.5 人滑膜间充质干细胞和胶原蛋白复合体在体外进行培养时向软骨分化
（参照插图2）

在培养的同时检测细胞外基质的染色特性，21d后2型胶原蛋白染色呈阳性，形成软骨
样硬度。

外培养更大的软骨组织成为可能（图4.5）。在这种情况下，从安全性的角度
出发，存在需要大量应用 TGF-β 和 BMP 等临床应用上的问题。

4.2.3　各种间充质干细胞体外培养下软骨分化能力的比较

体外培养检测得到的软骨分化能力结果未必能真实反映体内的情况。因
此，从同一家兔获取各种间充质组织，使间充质干细胞在相同的条件下进行
增殖，将相同数量的未分化间充质干细胞用凝胶进行包埋，移植软骨缺损后
用骨膜进行覆盖，并比较修复效果。经过4周后对组织学图像进行比较，检

甲苯胺蓝染色

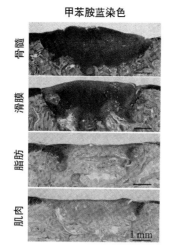

骨髓

滑膜

脂肪

肌肉

1 mm

图 4.6　家兔各种间充质干细胞体内软骨分化能力的比较

从同一只家兔身上获取各种间充质组织，在相同条件下准备好间充质干细胞之后，把相同数量的细胞包埋入凝胶中，移植至软骨缺损之后用骨膜进行覆盖。经过 4 周后，用甲苯胺蓝染色进行组织学染色，可以看到骨髓来源和滑膜来源的细胞均能够产生丰富的软骨基质。

测到滑膜和骨髓来源的间充质干细胞能够产生丰富的软骨基质，但是脂肪和肌肉来源的干细胞产生的软骨基质较少，说明体外软骨分化的结果反映了体内软骨分化的结果（图 4.6）。

4.2.4　通过自体血清使间充质干细胞进行增殖

为了使细胞增殖，有必要添加血清进行培养。在临床应用中，为了避免感染和免疫反应，推荐使用自体血清。因此，通过自体血清进行培养能否确保充分的间充质干细胞增殖值得研究和探讨。从进行了膝前交叉韧带重建术的 9 名患者中采集了大约 100mL 的血液，使用封闭式血袋进行血清分离，在术中同时采集约 200mg 滑膜组织以及胫骨中的约 2mL 骨髓液。用 10% 自体血清进行 14d 的培养，在 9 个人身上能够采集到 1000 万以上的滑膜间充质干细胞。另一方面，在 9 个人之中的 2 个人身上能够采集到 100 万以上的细胞（图 4.7）。人血清中存在丰富的 PDGF（platelet-derived growth factor，血小板来源生长因子）AB 亚型，有报道称它们具有与 PDGF-α 受体结合的作用。与骨髓间充质干细胞相比，滑膜间充质干细胞与 PDGF-α 受体以更高的概率结合，这说明了两种间充质干细胞是存在区别的。当实施使用间质系干细胞

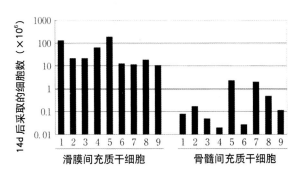

图4.7 通过自体血清进行人滑膜以及骨髓来源的间充质干细胞培养

使用 10% 自体血清培养从约 200mg 的滑膜组织和约 2mL 的骨髓液中获得的有核细胞
14d 后，得到的细胞数量（9 名志愿者的结果）。从此 9 人身上能采集到滑膜来源的细
胞超过 1000 万个。

的再生医疗的时候，准备的细胞数量越多越好。但是笔者认为由于培养容器
和自体血清量有限，5000 万到 1 亿的细胞数量是比较现实的。不使用传代培养，
细胞染色体异常的风险较低。从使用自体血清的角度来看，滑膜间充质干细
胞比骨髓间充质干细胞更有优势。

4.2.5　滑膜中间充质干细胞的存在

在生物体内的干细胞维持着未分化性，关于控制其分化状态的微环境（干
细胞 nickle），现在仍有许多不明之处。能够特异性识别滑膜间充质干细胞
的标志物并不存在，因此目前对其局部存在的阐明是比较困难的。笔者等建
立了滑膜中血管周围是否存在很多间充质干细胞的假说，并对其进行了验证。

在人工膝关节置换术中获取的滑膜分为细胞获取用和组织解析用两种用
途。细胞获取用的滑膜在用胶原酶处理后，将 1 万个有核细胞接种在 $60cm^2$
的培养皿上。培养 14d 后进行细胞集落形成计数。在组织解析用的滑膜中，
要求 α-SMA（smooth muscle actin）阳性的血管数和 CD31 阳性的内皮细
胞数在组织的单位面积上相当。有核细胞相当于间充质干细胞的数目与单位
面积上的血管数目以及血管内皮细胞数目有关（图 4.8）。

有研究发现，间充质干细胞的标志物之一 Stro-1 在滑膜的血管内皮细胞
周围表达，在骨髓中血管周围可能存在干细胞微环境。笔者等人的研究结果
也显示，血管内皮细胞周围存在滑膜间充质干细胞。

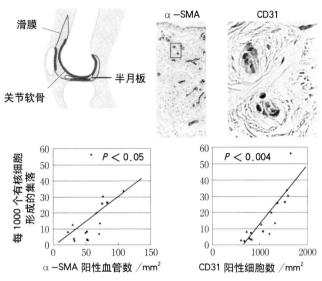

图 4.8　人滑膜间充质干细胞和血管的关联

在膝关节手术中获取的滑膜分为细胞获取用和组织解析用两种用途。细胞获取用的滑膜在用胶原酶处理后，将 1 万个有核细胞接种在 60cm² 的培养皿上。培养 14d 后进行细胞集落形成计数。在组织解析用的滑膜中，要求 α-SMA（smooth muscle actin）阳性的血管数和 CD31 阳性的内皮细胞数在组织的单位面积上相当。有核细胞相当于间充质干细胞的数目与单位面积上的血管数目以及血管内皮细胞数目有关。

4.2.6　关节液中的间充质干细胞

2004 年由 McGonagle 等首次报道，变形性膝关节炎和风湿性关节炎患者水肿的关节液中存在间充质干细胞。笔者等在膝关节前交叉韧带损伤的关节液中，发现了比正常膝关节的关节液多 100 倍以上的间充质干细胞的存在，并发现其特性与从骨髓来源、滑膜来源的间充质干细胞特性相似。而且，变形性膝关节炎越重，关节液中的间充质干细胞越多（图 4.9）。此外，还阐明了这些细胞与滑膜来源的细胞相类似的结论。这些结果表明，当膝关节内的组织发生损伤时，并不是从骨髓而是从滑膜中动员间充质干细胞，关节液中的干细胞增加，提示了其有助于膝关节修复的作用机制。

4.2.7　关节内和关节外间充质组织来源的间充质干细胞基因图谱

在膝关节形成的过程中，关节内组织的软骨、滑膜、半月板、前交叉韧带都是从中胚层细胞（interzone cells）开始分化而来的。由于关节内组织的起源相同，关节内各种组织中的间充质干细胞与关节外组织来源的间充质干

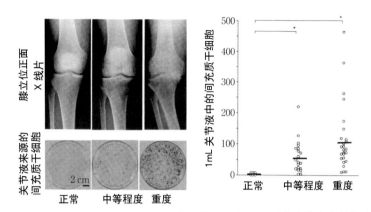

图4.9　人变形性关节炎的 X 线影像表现的严重程度和关节液中存在的间充质
　　　　干细胞数目的关系

先通过膝关节的 X 线影像，对疾病的严重程度进行分类。采集关节液，对细胞成分培养
14d 后，对细胞集落进行染色。通过对严重程度进行分类，对关节液中的间充质干细胞进
行计数，其平均值用条线图进行表示。变形性膝关节炎的严重程度与关节液中间充质干
细胞数相关联。

图4.10　各种人间充质干细胞和软骨细胞中基因图
　　　　谱的主要成分解析

从关节内组织（滑膜、半月板、前交叉韧带）和关节外组织（骨
髓、皮下脂肪、肌肉）中获取间充质干细胞后，提取其中的
RNA，同样从软骨细胞中提取 RNA，对它们基因图谱的主
要成分进行解析。关节内滑膜、半月板和前交叉韧带来源的
间充质干细胞和软骨细胞的基因表达与关节外肌肉、皮下脂
肪、骨髓来源的间充质干细胞相比非常接近。

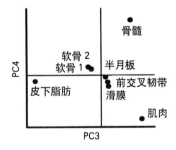

细胞具有能够相互区别的特性，因此可以对关节内和关节外来源的间充质干
细胞的基因图谱进行比较。

人工膝关节置换术中，获取人的滑膜、半月板、前交叉韧带、肌肉、皮
下脂肪、骨髓等组织，提取这些组织来源的间充质干细胞和股骨颈骨折手术
中关节软骨来源细胞中的 RNA，用微阵列（micro-array）对 47 000 种基因
表达进行网络式解析。通过对主要成分进行解析，把关节内滑膜、半月板、
前交叉韧带来源的间充质干细胞和软骨细胞的基因表达与关节的肌肉、皮下
脂肪、骨髓来源的间充质干细胞的基因表达相比较，发现它们之间十分接近（图
4.10）。这些结果表明，在对关节内组织进行细胞治疗时，关节内组织来源
的间充质干细胞比关节外组织来源的间充质干细胞更加有效。

4.3 滑膜间充质干细胞的移植

4.3.1 向软骨缺损部位进行滑膜间充质干细胞的移植

对软骨缺损部位进行滑膜间充质干细胞移植时，可以将细胞悬浮液静置于软骨缺损部位并对黏附的细胞进行预测。制作家兔的膝关节软骨缺损模型，将滑膜间充质干细胞的悬浮液静置于软骨缺损部位，对静置时间和黏附细胞数目的关系进行分析。结果发现，静置 10min 后，细胞黏附和细胞悬浮达到平衡状态，60% 以上的细胞黏附（图 4.11）。用人工膝关节置换术中得到的软骨组织与人滑膜间充质干细胞进行试验可获得同样的结果。

制作家兔的膝关节软骨缺损模型，将细胞悬浮液静置 10min，与将同样的细胞悬浮液直接向关节内注射相比较，能够观察到确切的软骨修复（图 4.12）。制作猪的膝关节股骨内侧髁负重面的软骨缺损模型，将 DiI 标记的滑膜间充质干细胞的悬浮液静置 10min，不进行固定和负重限制。1 周之后的组织学评价中发现，能够在软骨缺损部位确认 DiI 阳性细胞的存在（图 4.13）。将滑膜间充质干细胞的悬浮液静置于软骨缺损部位 10min 的移植方法，使在人身上进行关节镜下的微创细胞移植成为可能。

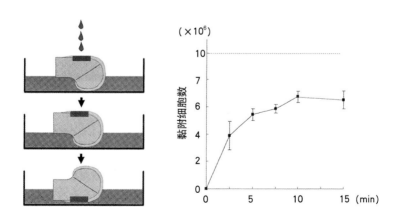

图 4.11 把滑膜间充质干细胞悬浮液静置于软骨缺损部位时，静置时间和黏附细胞数之间的关系

使 1000 万个家兔滑膜间充质干细胞悬浮于 100μL PBS 中，静置于软骨缺损部位。每经过一定的时间将软骨缺损部位朝下，测算黏附细胞数量。发现 10min 之后即达到平衡状态，此时有 60% 以上的细胞黏附到软骨缺损部位。

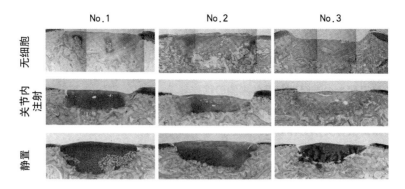

图 4.12　制作家兔膝关节软骨缺损模型，将家兔滑膜间充质干细胞悬浮液向
　　　　　　关节内注射，将悬浮液静置于关节缺损部位，对软骨修复效果进行
　　　　　　组织学上的比较。

修复 4 周后的 3 个膝关节组织学结果表明，没有进行细胞植入的膝关节，在缺损部位几
乎检测不到软骨基质的形成。关节内注射细胞悬浮液的膝关节缺损部位，一部分具有丰
富的软骨基质，也有一部分缺乏软骨基质，表明结果并不稳定。而对于细胞悬浮液静置
于软骨缺损部位的试验中，均观察到丰富的软骨基质。

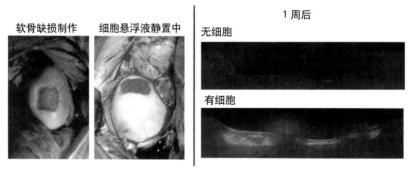

图 4.13　使用猪滑膜间充质干细胞静置于软骨缺损部位进行细胞黏附的研究

制作猪膝关节股骨内侧髁负重面的软骨缺损模型，将 DiI 标记的滑膜间充质干细胞悬液
静置于缺损处 10min。1 周后进行组织学观察，在软骨缺损部位观察到 DiI 阳性细胞的
存在。

4.3.2　滑膜间充质干细胞镜下移植术的应用

以目前为止的基础研究成果作为基础，开始了在关节镜下用自体滑膜间
充质干细胞对膝关节软骨缺损进行移植修复的临床研究。首先采集外周血，
准备并分离出自体血清。在门诊手术下进行关节镜检查，同时采集滑膜。在
该手术室同一楼层的细胞治疗中心中，用酶对滑膜进行处理后，添加 10% 的

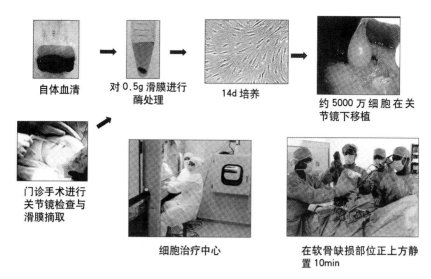

图 4.14 通过滑膜间充质干细胞进行的软骨再生治疗

在门诊手术中用关节镜检查的同时摘取滑膜，经酶处理后，采用自体血清在细胞治疗中心培养 14d，在关节镜下将细胞悬浮液静置于软骨缺损部位进行移植。

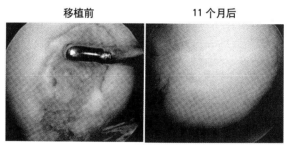

图 4.15 软骨缺损处滑膜间充质干细胞移植 11 个月后的关节镜图像

移植前的软骨缺损被软骨样组织覆盖。

自体血清对滑膜间充质干细胞进行为期 14d 的培养。每个培养皿中有平均 0.5g 的滑膜和 70mL 的自体血清，在 14d 内可获得平均 5000 万个细胞。在关节镜下将这些细胞悬浮液静置于软骨缺损部位 10min（图 4.14）。在不对关节进行外固定的情况下，2 周后开始部分负重，6 周后开始完全负重。这种修复方法不需要使用动物血清和人工材料，具有微创性且易实施等优点。到目前为止并没有发现非常严重的副作用。在多数的病例中证实了软骨缺损部位的软骨再生和症状的改善（图 4.15）。

　　滑膜来源的间充质干细胞增殖和向软骨分化能力很强，作为软骨再生的细胞源非常实用。通过把细胞悬浮液静置于软骨损伤部位10min，使关节镜下修复软骨缺损成为可能。制备具有更高软骨分化能力的细胞和更实用的细胞移植操作技术将成为今后的研究重点，包括半月板再生在内，其目标是变形性关节炎等疾病的治疗。

（关矢一郎，宗田　大）

文　献

[1] Dominici M, et al：Minimal criteria for defining multipotent mesenchymal stromal cells. The International Society for Cellular Therapy position statement. Cytotherapy 8(4)：315-317, 2006

[2] Sekiya I, et al：Expansion of human adult stem cells from bone marrow stroma: conditions that maximize the yields of early progenitors and evaluate their quality. Stem Cells 20(6)：530-541, 2002

[3] Yoshimura H, et al：Comparison of rat mesenchymal stem cells derived from bone marrow, synovium, periosteum, adipose tissue, and muscle. Cell Tissue Res 327(3)：449-462, 2007

[4] Sakaguchi Y, et al：Comparison of human stem cells derived from various mesenchymal tissues：Superiority of synovium as a cell source. Arthritis Rheum 52：2521-2529, 2005

[5] Johnstone B, et al：In vitro chondrogenesis of bone marrow-derived mesenchymal progenitor cells. Exp Cell Res 238(1)：265-272, 1998

[6] Sekiya I, et al：BMP-6 enhances chondrogenesis in a subpopulation of human marrow stromal cells. Biochem Biophys Res Commun 284(2)：411-418, 2001

[7] Sekiya I, et al：Comparison of effect of BMP-2, -4, and -6 on in vitro cartilage formation of human adult stem cells from bone marrow stroma. Cell Tissue Res 320(2)：269-276, 2005. Epub Mar 19, 2005

[8] Shirasawa S, et al：In vitro chondrogenesis of human synovium-derived mesenchymal stem cells：Optimal condition and comparison with bone marrow-derived cells. J Cell Biochem 97(1)：84-97, 2006

[9] Sekiya I, et al：In vitro cartilage formation by human adult stem cells from bone marrow stroma defines the sequence of cellular and molecular events during chondrogenesis. Proc Natl Acad Sci USA 99(7)：4397-4402, 2002

[10] Koga H, et al：Comparison of mesenchymal tissues-derived stem cells for in vivo chondrogenesis; Suitable condition of cell therapy for rabbit cartilage defects. Cell Tissue Res 333(2)：207-215, 2008

[11] Ichinose S, et al：Morphological differences during in vitro chondrogenesis of bone marrow-, synovium-MSCs, and chondrocytes. Lab Invest 90(2)：210-221, 2010

[12] Yokoyama A, et al：Cell Tissue Res 320(2)：269-276, 2005. Epub Mar 19, 2005. In vitro cartilage formation of composites of synovium-derived mesenchymal stem cells with collagen gel. Cell Tissue Res 322(2)：289-298, 2005. Epub Nov 3, 2005

[13] Nimura A, et al：Human synovial mesenchymal stem cells increase with human autologous serum：A comparison to fetal bovine serum and to bone marrow cells. Arthritis Rheum 58(2)：501-510, 2008

[14] Nagase T, et al：Analysis of harvest sites and culture parameters for optimal in vitro

chondrogenic potential of synovial mesenchymal stem cells from knee joints with medial compartment osteoarthritis. Arthritis Rheum 58(5)：1389-1398, 2008

[15] Ruger B, et al：Endothelial precursor cells in the synovial tissue of patients with rheumatoid arthritis and osteoarthritis. Arthritis Rheum 50(7)：2157-2166, 2004

[16] Shi S, Gronthos S：Perivascular niche of postnatal mesenchymal stem cells in human bone marrow and dental pulp. J Bone Miner Res 18(4)：696-704, 2003

[17] Jones EA, et al：Enumeration and phenotypic characterization of synovial fluid multipotential mesenchymal progenitor cells in inflammatory and degenerative arthritis. Arthritis Rheum 50(3)：817-827, 2004

[18] Morito T, et al：Synovial fluid-derived mesenchymal stem cells increase after intra-articular ligament injury in humans. Rheumatology (Oxford) 47(8)：1137-1143, 2008

[19] Zhang S, et al：Autologous Synovial Fluid Enhances Migration of Mesenchymal Stem Cells from Synovium of Osteoarthritis Patients in Tissue Culture System. J Orthop Res 26(10)：1413-1418, 2008

[20] Ratajczak W：Early development of the cruciate ligaments in staged human embryos. Folia Morphol (Warsz) 59(4)：285-290, 2000

[21] Archer CW, et al：Development of synovial joints. Birth Defects Res C Embryo Today 69(2)：144-155, 2003

[22] Segawa Y, et al：Mesenchymal stem cells derived from synovium, meniscus, anterior cruciate ligament, and articular chondrocytes share similar gene expression profiles. J Orthop Res 27(4)：435-441, 2009

[23] Koga H, et al：Local adherent technique for transplanting mesenchymal stem cells as a potential treatment of cartilage defect. Arthritis Res Ther 10(4)：R84, 2008

5 使用多能干细胞的软骨再生

　　随着近年来分子细胞生物学的发展，利用干细胞（stem cell）的软骨再生医学备受瞩目。干细胞具有向各种各样细胞进行分化的能力，并且能够在保持其分化能力的状态下进行增殖。根据至今为止的研究，明确了从骨髓采集的间充质干细胞（mesenchymal stem cell）具有向骨和软骨等中胚层系细胞分化的能力，并且确认了通过向家兔的骨、软骨缺损部位移植包含有骨髓间充质干细胞的胶原凝胶使软骨缺损获得修复的结果 [1]。把自体骨髓间充质干细胞移植到变形性膝关节炎患者的临床试验正在进行中 [2]。不用把培养液中的细胞直接向患部进行移植，利用作为移植用载体支架（scaffold）的胶原凝胶 [3] 和合成多聚体的 PLGA（polylactic-co-glycolic acid）多孔材料 [4]进行软骨再生的临床研究也在进行中。同时还有将滑膜细胞（synovial cell）来源的间充质干细胞在不使用移植载体的情况下直接固定于关节软骨缺损部位的临床应用方法 [5]。将联合使用高密度的单层培养和三维培养得到的组织（tissue engineered construcy，TEC）移植到患有变形性关节炎的猪的膝关节上，能够观察到正常软骨样的修复组织 [6]。

　　除了间充质干细胞之外，胚胎干细胞（embryonic stem cell，ES cell）和人工诱导多能干细胞（induced pluripotent stem cell，iPS cell）也作为软骨再生的细胞源而备受期待。ES 及 iPS 细胞具有向人体内所有种类的细胞进行分化的能力（多能性，pluripotency），并且具有自我复制的能力。虽然随着在试管内的传代培养，间充质干细胞分化能力可能逐渐丧失 [7]，但是 ES、iPS 细胞能够保持分化能力并进行半永久式培养。由于软骨细胞缺乏增殖的能力，要得到移植中必要的细胞数量有较大困难，使用增殖能力比较高的 ES 细胞和 iPS 细胞作为移植用的细胞源可能比较有利。为了实现利用 ES 细胞和

iPS 细胞进行的软骨再生治疗，开发具有高效率的分化诱导方法和良好的软骨细胞组织维持培养法尤为重要。

5.1 胚胎干细胞（ES 细胞）和诱导多能干细胞（iPS 细胞）

ES 细胞是通过采集受精卵形成的胚泡内部细胞块，放置于试管内进行培养形成的，具有多能性和高增殖能力[8-10]。ES 细胞在很多情况下通过与被称为饲养细胞的成纤维细胞共同培养而维持其特性。饲养细胞具有分泌维持 ES 细胞未分化状态的因子并且在细胞分裂时阻止染色体不均等分配的功能。另一方面，由于担心饲养细胞分泌未确定因子，近年来也在研究不使用饲养细胞对 ES 细胞进行培养的条件。由于 ES 细胞的特性容易受到培养基中牛胚胎血清的产品批次和生长因子、激素等的影响，在培养基选择中有必要加以注意。

研究发现 LIF（leukemia inhibitory factor）/STAT3 通路（pathway）的活化在维持小鼠 ES 细胞多能性的过程中是必要的，因此在小鼠 ES 细胞的培养基中需添加 LIF。最近，不依赖 LIF/STAT3 通路活化而能维持 ES 多能性的报道受到人们的关注。通过在细胞内同时阻断和妨碍 MAPK（mitogen-activated protein kinase）和 GSK3（glycogen synthase kinase3）信号的功能，在不添加 LIF 的情况下，可以维持小鼠 ES 细胞的多能性[11]。

另一方面，通过向白蛋白和胰岛素作为主要成分的无血清培养基（serum-free medium）中添加 FGF-2（fibroblast growth factor-2）进行人 ES 细胞培养的情况很多，没有必要为了维持人多能性而激活 LIF/STAT3 通路。虽然从 FGF-2 的受体 FGFR（fibroblast growth factor receptor）而来的信号很多，但是到目前为止报道的 MEK/ERK 和 PI3K/AKT 通路的活化对于维持人 ES 细胞的多能性都是十分重要的[12,13]。这样，虽然小鼠 ES 细胞和人 ES 细胞都具有多能性和高增殖能力，但是可以看到，维持必要的信号和使用的培养基的成分对于维持 ES 的未分化还是有差异的。

具有多能性的 ES 细胞，在试管内有可能向骨细胞、软骨细胞、神经细胞、肝细胞等 3 个胚层的细胞进行分化，被广泛应用于发育生物学和医学研究。分化诱导中，常采用 3 种形式：使 ES 细胞凝集形成立体的细胞团（胚样体，embryoid body），对特异的间质系细胞（stromal）和 ES 细胞进行共同培养，对单层培养的 ES 细胞使用生长因子和细胞因子进行刺激。将未分化的 ES 细胞移植到裸鼠皮下，会形成含有三胚层组织的畸胎瘤（teratoma）。在个体水平中也可以确认 ES 细胞的多向分化能力。由于人 ES 细胞来源的畸胎瘤中胚层成分中包含少数软骨组织的概率很高，人 ES 细胞可能在试管中获得更容易向高质量的软骨细胞进行分化的能力。近年来参考发育生物学的经验，正在进行人 ES 细胞向软骨细胞分化的研究，尝试将分化的软骨细胞、软骨基质移植到试验动物身上。有报道称能够得到良好的长期观察结果[14]。但是，在应用 ES 细胞备受期待的应用于再生医学的同时，也存在着受精卵使用的伦理问题和异体移植引起免疫排斥反应的问题。

与之相对，iPS 细胞（图 5.1、图 5.2）是在试管中通过向体细胞导入特定的基因制作而成的，与 ES 细胞具有相同的多能性和高增殖能力[15,16]。使不具有多能性和全能性的细胞，重新获得多能性和全能性的过程被称为重编程，iPS 细胞化所必需的基因和因子被称为重编码因子。iPS 细胞制作中必要的重编码因子，很多都是从 ES 细胞高度表达的物质之中进行选择的，到现在为止已经报道了很多组合[17]。因此，推测体细胞存在很多成为 iPS 细胞的路径。并且并不是只有特定的细胞才具有 iPS 细胞化的能力，所有的体细胞都有成为 iPS 细胞的可能。iPS 细胞的制作效率并不是 100%，其原因是，体细胞进行 iPS 细胞化所必需的条件满足了概率论[18]。iPS 细胞制作的效率和时间根据体细胞的种类、重编码因子的组合、培养条件等不同而不尽相同[19,20]。从组织干细胞等许多重编码因子表达的细胞开始进行 iPS 细胞制作的效率比从终末分化的细胞开始的制作效率要高。

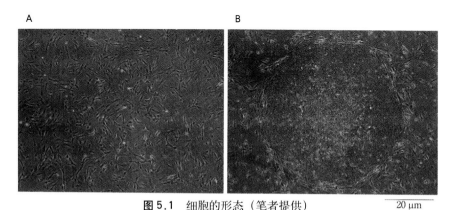

A

B

图 5.1　细胞的形态（笔者提供）　　　　　　　20 μm

A：人成纤维细胞。B：应用逆转录病毒来源的 Oct3/4、Sox2、Klf4、c-Myc 基因从 A 中制作人 iPS 细胞。

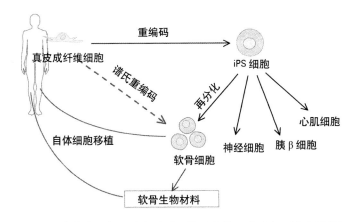

图 5.2 真皮成纤维细胞向软骨细胞分化的两个途径（笔者提供）

(1) 向成纤维细胞中导入4个重编码因子（Oct3/4、Sox2、Klf4、c-Myc）并制作 iPS 细胞，之后使之向软骨细胞进行再分化并用于细胞移植治疗。再分化的时候如果有未分化的细胞残存，移植后就有形成畸胎瘤的可能，必须清除未分化细胞。

(2) 向成纤维细胞中导入特定的因子，直接诱导成软骨细胞，并用于细胞移植。这样的直接诱变被称为谱系重编码或者直接重编码。

iPS 细胞制作之初，重编码因子被作为基因使用。通过最近的研究使利用化合物和低分子 RNA（micro RNA）制作 iPS 细胞成为可能[21]。与重编因子的种类和组合无关，iPS 细胞的制作过程中，细胞内基因组的特定领域进行 DNA 去甲基化和化学修饰的控制是必要的。而且也有学者认为，体细胞的 iPS 细胞化就是一种化学修饰现象。另一方面，从 iPS 细胞制作中必要的 Oct3/4、Sox2、Klf4 的功能与化学修饰现象并不具有直接的关联上来看，对想要全面阐明的 iPS 细胞化的分子机制有必要进行进一步解析。

5.2　iPS 细胞的安全性

在 iPS 细胞应用于医疗的过程中，有必要对其安全性进行确认。具体包括：①重编码因子的组合。②重编码因子的导入方法。③分化诱导后对细胞、细胞集落的状态进行确认和验证。

iPS 细胞能通过向成纤维细胞中导入 Oct3/4、Sox2、Klf4 和 c-Myc 进行制作。但是，c-Myc 作为原癌基因被报道是肿瘤发生的原因。之后，虽然除了 c-Myc 基因之外的其他 3 个基因也能制作 iPS 细胞[22]，但是存在制作效率低等问题。最近，L-Myc[23] 和 Glisl[24] 作为 c-Myc 的替代基因被发现，为了制作安全的 iPS 细胞，有可能成为重编码因子的候补。并且为了使制作效率提高而使用低分子化合物 VPA（valproicacid）[25]、维生素 C[26]、5-氮胞苷[27] 等制作 iPS 细胞，有必要对其分化能力和肿瘤发生的关系做出完善的解析。传代培养时使用的牛胰脏来源的胰蛋白酶和作为饲养细胞而使用的小鼠成纤维细胞等异种成分，关于在人 iPS 细胞的临床应用中能否使用而被人们广泛讨论。因此，对不含有异种成分的培养条件正进行广泛研究[28,29]，希望同样能制作培养出具有多能性的 iPS 细胞。

到现在为止，有很多种关于向体细胞中导入重编码因子的方法。目前效率最高的方法是通过逆转录病毒[30] 进行基因导入。逆转录病毒的导入效率很高，且细胞内重编码因子能够常规表达。根据逆转录病毒的使用，小鼠以及人的成纤维细胞分别需要 2 周和 3 周的时间重编码形成 iPS 细胞。但是，逆转录病毒 RNA 对 DNA 进行逆转录后，在插入宿主基因组的过程中，由于基因组的损伤和基因表达量的变化具有诱发细胞癌化的危险。为了对此进行回避，开发了通过腺病毒[31]、质粒[32] 和转基因蛋白[33] 等重编码因子的导入法，也可能制作出没有重编码因子基因组插入的 iPS 细胞。但是，运用这些方法的时候，iPS 的制作效率很低，并且会产生得到 4 倍体细胞等问题，开发高效、安全的制造 iPS 细胞的方法将成为重点课题。

如前所述，将未分化状态的 iPS 细胞移植到小鼠等动物的情况下，由于可能形成畸胎瘤，使用 iPS 细胞进行目标分化时，有必要通过 FACS、MACS 和显微切片法等对细胞集落进行纯化。通过使用这些方法，可以得到目标细胞中表达特异性标志物的细胞集落，根据情况也可以显示具有不正常增殖能力的细胞，在动物试验中长期观察肿瘤的发生是至关重要的。

5.3　小鼠 ES 细胞和 iPS 细胞的软骨细胞诱导

为了实现利用 ES 细胞和 iPS 细胞进行软骨再生，需要开发高效的分化技术和诱导软骨细胞不发生去分化的培养条件。因此，以发育生物学的经验为基础，对中胚层以及软骨细胞分化的机制进行解析非常重要。

小鼠胚泡中内部细胞团在发生过程中分离为胚盘上层和胚盘下层，在胚盘上层形成原条（primitive streak），引起原肠的内陷。包括中胚层在内的 3 个胚层都是在这个原条陷入期形成的，与中内胚层从外胚层的后部（posterior region）开始形成相反，外胚层是从前部（anterior region）开始形成的。

　　布拉夫瑞[34]和米克丝[35]的发现在原条中得到了确认，已作为中胚层标志物基因而使用。从原条开始到中胚层形成的初期阶段，可以通过 Flk-1 和 PDGFR（platelet derived growth factor receptor）的表达量增加而确认[36,37]。BMP（bone morphogenic protein）信号在表达 Flk-1 的中胚层形成中是必要的[38]，其与 Wnt 信号的关联性对中胚层的分化具有很大的影响[39]。并且 Wnt 和 TGF-β 通路在原条或中内胚层的形成中具有重要的作用，nodal 通路由于激活物的给予而使控制成为可能，nodal 的活性水平决定了向中胚层还是内胚层进行分化[40]。普遍认为，这些通路在中胚层的分化中具有特异性，如果在外胚层形成期 Wnt-BMP-nodal 的通路不活化，意味着其很可能向外胚层进行分化。从原条到中胚层形成期中重要的细胞因子和信号通路相继被发现，这些通路具体在什么时间、以怎样的方式进行组合并且活化，在 ES 细胞和 iPS 细胞向软骨细胞高效率分化中十分重要。

5.4　人 ES 细胞和 iPS 细胞的软骨细胞诱导和质量管理

　　近些年，以小鼠发育生物学的研究为基础，正在进行人 ES 细胞的软骨分化诱导试验。在试管内人 ES 细胞向软骨细胞进行分化过程中，有需要使用软骨分化培养基（chondrogenic medium）的情况。这些成分包含丙酮酸钠、脯氨酸、抗坏血酸、地塞米松等。除了添加有牛胚胎血清外，ITS 也被使用。细胞生长因子显示了对 Wnt3A、BMP2、BMP4、BMP7、FGF-2、TGF-β1、TGF-β3、IGF-I、GDF5 等基因的表达具有促进作用。但是，人 ES 细胞的软骨分化效率很低，为了实现再生医学，有必要确立高效率的分化方法。

　　通过最近的研究表明，包括从外部来的物理刺激、分化培养条件（culture condition）等因素对软骨诱导的效率有很大的影响。具体来说，人 ES 细胞形成胚样体后，用软骨分化培养基在水凝胶中进行为期 3 周的培养，在生物反应器对凝胶进行加压（0.135MPa）的情况下，凝胶内构成软骨细胞外基质的蛋白多糖和 II 型胶原蛋白的表达量变得很丰富[41]。在水凝胶中如果省略了 3 周的培养工序，这些物质的表达就不会增加，所以加压的时间对于高效率的软骨分化非常重要。通过这样进行机械性的刺激，间充质干细胞的软骨诱导中蛋白多糖和Ⅱ型胶原蛋白的表达增加，这种方法在大范围的软骨分化中非常实用。

低氧（hypoxia）培养在软骨分化中也非常有效[42-44]。把人 ES 细胞来源的胚状体在不利用载体的情况下于低氧（2%）条件下进行培养，诱导产生的软骨细胞外基质葡糖胺聚糖和Ⅱ型胶原蛋白的表达与用 30% 氧气浓度进行培养时相比有所提高。并且低氧情况具有提高软骨力学强度的作用，在临床应用中可能非常有利。另一方面，在低氧培养的情况下，由于确认了胚状体中中胚层标志物表达的偏差很大，因此低氧培养在人 ES 细胞的发育生物学中是否能提高中胚层分化的效率尚不明确。在中胚层的几个细胞种中，也有报道称低氧培养条件下细胞增殖效率被抑制，显示细胞增殖水平和细胞密度与软骨分化的效率有关联。

人 ES 细胞的软骨分化过程与原代软骨细胞共同培养的研究也在进行[45,46]。通过使无饲养细胞状态下培养的 ES 细胞与牛原代软骨细胞进行共同培养 3 周，可以得到表达以Ⅱ型胶原蛋白为主的各种标志物的纤维软骨细胞。通过使用不含有血清的软骨分化培养基进行 3 周的高密度三维立体培养，而后包埋入水凝胶中并移植到裸鼠皮下，24 周之后可以观察到软骨样组织。把相同细胞数的人 ES 细胞和人原代软骨细胞进行共同离心，使用软骨分化培养基进行 2 周的高密度三维立体培养，可以观察到间充质干细胞表面标志物的表达。进一步用透明质酸凝胶进行 4 周的包埋，可以形成具有良好细胞外基质的软骨组织。在有关通过 ES 细胞与原代软骨细胞进行共同培养诱导软骨生成效果的评价中，骨软骨缺损部位移植的实例不足是主要的问题。

以上述的研究为例，根据迄今为止的经验，人 ES 细胞向软骨细胞分化的有效因素被逐渐阐明，向单层培养的 ES 细胞中添加上述生长因子，使之向软骨细胞分化的方法也已开发出来[47]。在除去饲养细胞之后，把 ES 细胞接种到表面涂有纤维连接蛋白的培养基上，通过添加 FGF-2 和 BMP-4 等重组蛋白，2 周后能够观察到软骨样细胞块。这个方法的优点在于能够在 ES 细胞的发生过程中从基因表达的水平进行检测，与常规的方法相比具有中胚层分化的特异性。例如，分化诱导开始后 1 周及 2 周，几乎没有 Sox17 和 Pax6 等内外胚层的标志物表达。分化后第 1 周确认了以 Brachyury 和 KDR 为代表的中胚层特异性基因表达。分化后第 10 天左右从单层细胞开始形成 Sox6、

Sox9、Ⅱ型胶原蛋白、蛋白多糖阳性的复层细胞团。分化第 2 周时，细胞集落 Brachyury 和 KDR 的表达消失，细胞集落 70% 以上都是软骨细胞标志物 Sox9 阳性。为了不形成像胚状体一样不均质的细胞团，对于获得中胚层软骨分化特异性具有重要的作用。目前，通过这种方法获得的软骨移植效果还未见报道。

从分化开始第 2 ～ 15 天，FGF-2 的活性对于软骨诱导十分必要，在分化过程中 FGF-2 可能与细胞的生存和增殖有关。另一方面，如上所述，FGF-2 是维持人 ES 细胞和 iPS 细胞多能性的重要因子，由于与多能性标志物 NANOG 基因的表达有关[48]，FGF-2 在软骨分化的分子水平有效性有必要在今后进一步加以研究探讨。

有关 ES 细胞分化的经验显示出小鼠 iPS 细胞的软骨分化能力[49]，而今后使用人 iPS 细胞进行软骨分化的研究也会不断进行。在使用 ES 细胞和 iPS 细胞的情况下，必须回避分化诱导后未分化细胞的残存造成畸胎瘤的发生以及未向正常软骨样组织分化的细胞集落造成的肿瘤发生。因此，在对分化的细胞集落进行基因表达水平解析的同时，必须对移植后的试验动物进行长期观察。

以使用 ES 细胞和 iPS 细胞进行软骨再生的临床试验为目标，对诱导的软骨细胞进行质量管理成为重要的课题，有必要按照 GMP（good manufacturing practice）标准对其安全性和有效性进行慎重测试。2006 年《有关应用人干细胞进行临床研究的指南》发布，总结了包括安全性和质量管理在内的相关要件。有关人 iPS 细胞使用的规范在不断地修改中。为了满足这些标准，实现人 ES 细胞和 iPS 细胞的产业化，产学研结合不可或缺。现在，在京都大学 iPS 细胞研究所中 iPS 细胞的制作和维持培养技术的标准化研究在不断深入，细胞移植的成果在 iPS 细胞软骨领域中备受瞩目。

5.5　成纤维细胞向软骨细胞诱导

由于存在移植时未分化细胞混入等问题，笔者等正在进行从成纤维细胞向软骨细胞进行直接诱导的研究（图 5.2）。迄今为止，使用逆转录病毒向小鼠成体来源的成纤维细胞导入 c-Myc、Klf4、Sox9 等 3 个基因后，成功地诱导了透明软骨样细胞的形成[50]（图 5.3）。并且在诱导过程以及完成诱导的软骨细胞中未检测出未分化标志物基因的表达[51]。这种方法由于可以回避软

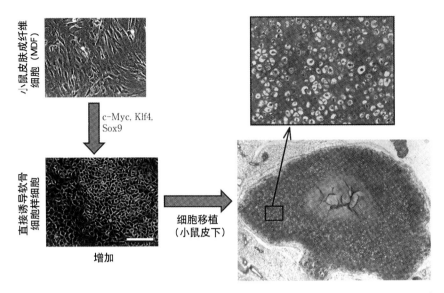

图 5.3　小鼠真皮成纤维细胞向软骨细胞样细胞的直接诱导（笔者提供。参照插图 3）
向成纤维细胞导入 2 个生长因子（c–Myc、Klf4）和 1 个软骨因子（Sox9），直接向软骨细胞样细胞诱导。这种细胞是多角形的，通过向小鼠皮下移植，能够制作出均质的玻璃样软骨组织。

骨移植后畸胎瘤的发生，在未来的软骨再生治疗中非常实用。今后的课题包括：①人成体来源成纤维细胞向透明软骨样细胞的诱导。②用猪等动物把在①中诱导形成的软骨细胞向膝关节骨软骨缺损部位进行移植并进行长期的观察。③采用逆转录病毒以外的方法。④原癌基因 c–Myc 的替代因子的探索。⑤研究更好的培养条件。

　　随着近年来的分子细胞生物学进展，应用 ES 细胞和 iPS 细胞进行再生医学备受期待。在修复能力缺乏的软骨组织再生医学中，由于到目前为止，在试管内获得培养移植所必需的细胞数量十分困难，应该关注 ES 细胞和 iPS 细胞所具有的高增殖能力的特性。为了在软骨再生中发挥这个特性，需要按照 GMP 的标准制作 iPS 细胞。为了克服免疫排斥等引起的问题，在日本把 50 个种类以上的 HLA（human leukocyte antigen）型 iPS 细胞克隆后进行冷冻保存、规模化的课题项目正在进行。

但是，从 ES 细胞和 iPS 细胞向软骨组织的分化诱导和维持培养技术尚未达到临床应用水平。为了能够有效地获得安全且高质量的软骨细胞，并确立能够维持其品质的培养方法，今后有必要坚持进行基础研究。

（冈田　稔，妻木范行）

文　献

[1] Wakitani S, et al：Mesenchymal cell-based repair of large, full-thickness defects of articular cartilage. J Bone Joint Surg Am 76：579-592, 1994

[2] Wakitani S, et al：Human autologous culture expanded bone marrow mesenchymal cell transplantation for repair of cartilage defects in osteoarthritic knees. Osteoarthritis Cart 10：199-206, 2002

[3] Ochi M, et al：Transplantation of cartilage-like tissue made by tissue engineering in the treatment of cartilage defects of the knee. J Bone Joint Surg Br 84：571-578, 2002

[4] Chen G, et al：The use of a novel PLGA fiber/collagen composite web as a scaffold for engineering of articular cartilage tissue with adjustable thickness. J Biomed Mater Res A 67：1170-1180, 2003

[5] Sekiya I, et al：Articular cartilage regeneration with synovial mesenchymal stem cells. Clin Calcium 21：879-889, 2011

[6] Ando W, et al：Cartilage repair using an in vitro generated scaffold-free tissue-engineered construct derived from porcine synovial mesenchymal stem cells. Biomaterials 28：5462-5468, 2007

[7] Vacanti V, et al：Phenotypic changes of adult porcine mesenchymal stem cells induced by prolonged passaging in culture. J Cell Physiol 205：194-201, 2005

[8] Evans MJ, Kaufman MH：Establishment in culture of pluripotent cells from mouse embryos. Nature 292：154-156, 1981

[9] Martin GR：Isolation of a pluripotent cell line from early mouse embryos cultured in medium conditioned by teratocarcinoma stem cells. Proc Natl Acad Sci USA 78：7634-7638, 1981

[10] Thomson JA, et al：Embryonic stem cell lines derived from human blastocysts. Science 282：1145-1147, 1998

[11] Ying QL, et al：The ground state of embryonic stem cell self-renewal. Nature 453：519-523, 2008

[12] Kang HB, et al：Basic fibroblast growth factor activates ERK and induces c-fos in human embryonic stem cell line MizhES1. Stem Cells Dev 14：395-401, 2005

[13] Armstrong L, et al：The role of PI3K/AKT, MAPK/ERK and NFkappabeta signaling in the maintenance of human embryonic stem cell pluripotency and viability highlighted by transcriptional profiling and functional analysis. Hum Mol Genet 15：1894-1913, 2006

[14] Toh WS, et al：Cartilage repair using hyaluronan hydrogel-encapsulated human embryonic stem cell-derived chondrogenic cells. Biomaterials 31：6968-6980, 2010

[15] Takahashi K, Yamanaka S：Induction of pluripotent stem cells from mouse embryonic and adult fibroblast cultures by defined factors. Cell 126：663-676, 2006

[16] Takahashi K, et al：Induction of pluripotent stem cells from adult human fibroblasts by defined factors. Cell 131：861-872, 2007

[17] Yu J, et al：Induced pluripotent stem cell lines derived from human somatic cells. Science 318：1917-1920, 2007

[18] Hanna J, et al : Direct cell reprogramming is a stochastic process amenable to acceleration. Nature 462 : 595-601, 2009

[19] Okada M, et al : Effective culture conditions for the induction of pluripotent stem cells. Biochim Biophys Acta 1800 : 956-963, 2010

[20] Okada M, Yoneda Y : The timing of retroviral silencing correlates with the quality of induced pluripotent stem cell lines. Biochim Biophys Acta 1810 : 226-235, 2011

[21] Chen L, Liu L : Current progress and prospects of induced pluripotent stem cells. Sci China C Life Sci 52 : 622-636, 2009

[22] Nakagawa M, et al : Generation of induced pluripotent stem cells without Myc from mouse and human fibroblasts. Nat Biotechnol 26 : 101-106, 2008

[23] Nakagawa M, et al : Promotion of direct reprogramming by transformation-deficient Myc. Proc Natl Acad Sci USA 107 : 14152-14157, 2010

[24] Maekawa M, et al : Direct reprogramming of somatic cells is promoted by maternal transcription factor Glis1. Nature 474 : 225-229, 2011

[25] Huangfu D, et al : Induction of pluripotent stem cells from primary human fibroblasts with only Oct4 and Sox2. Nat Biotechnol 26 : 1269-1275, 2008

[26] Esteban MA, et al : Vitamin C enhances the generation of mouse and human induced pluripotent stem cells. Cell Stem Cell 6 : 71-79, 2010

[27] Mikkelsen TS, et al : Dissecting direct reprogramming through integrative genomic analysis. Nature 454 : 49-55, 2008

[28] Rodríguez-Pizà I, et al : Reprogramming of human fibroblasts to induced pluripotent stem cells under xeno-free conditions. Stem Cells 28 : 36-44, 2010

[29] Takahashi K, et al : Human induced pluripotent stem cells on autologous feeders. PLoS One 4 : e8067, 2009

[30] Morita S, et al : Plat-E : an efficient and stable system for transient packaging of retroviruses. Gene Ther 7 : 1063-1066, 2000

[31] Stadtfeld M, et al : Induced pluripotent stem cells generated without viral integration. Science 322 : 945-949, 2008

[32] Okita K, et al : Generation of mouse induced pluripotent stem cells without viral vectors. Science 322 : 949-953, 2008

[33] Zhou H, et al : Generation of induced pluripotent stem cells using recombinant proteins. Cell Stem Cell 4 : 381-384, 2009

[34] Kispert A, Herrmann BG : Immunohistochemical analysis of the Brachyury protein in wild-type and mutant mouse embryos. Dev Biol 161 : 179-193, 1994

[35] Hart AH, et al : Mixl1 is required for axial mesendoderm morphogenesis and patterning in the murine embryo. Development 129 : 3597-3608, 2002

[36] Kataoka H, et al : Expressions of PDGF receptor alpha, c-Kit and Flk1 genes clustering in mouse chromosome 5 define distinct subsets of nascent mesodermal cells. Dev Growth Differ 39 : 729-740, 1997

[37] Ema M, et al : Deletion of the selection cassette, but not cis-acting elements, in targeted Flk1-lacZ allele reveals Flk1 expression in multipotent mesodermal progenitors. Blood 107 : 111-117, 2006

[38] Park C, et al : A hierarchical order of factors in the generation of FLK1- and SCL-expressing hematopoietic and endothelial progenitors from embryonic stem cells. Development 131 : 2749-2762, 2004

[39] Tanaka M, et al : BMP inhibition stimulates WNT-dependent generation of chondrogenic mesoderm from embryonic stem cells. Stem Cell Res 3 : 126-141, 2009

[40] Vincent SD, et al : Cell fate decisions within the mouse organizer are governed by

graded Nodal signals. Genes Dev 17：1646-1662, 2003

[41] Terraciano V, et al：Differential response of adult and embryonic mesenchymal progenitor cells to mechanical compression in hydrogels. Stem Cells 25：2730-2738, 2007

[42] Khan WS, et al：Hypoxic conditions increase hypoxia-inducible transcription factor 2alpha and enhance chondrogenesis in stem cells from the infrapatellar fat pad of osteoarthritis patients. Arthritis Res Ther 9：R55, 2007

[43] Scherer K, et al：The influence of oxygen and hydrostatic pressure on articular chondrocytes and adherent bone marrow cells in vitro. Biorheology 41：323-333, 2004

[44] Koay EJ, Athanasiou KA：Hypoxic chondrogenic differentiation of human embryonic stem cells enhances cartilage protein synthesis and biomechanical functionality. Osteoarthritis Cart 16：1450-1456, 2008

[45] Hwang NS, et al：Derivation of chondrogenically-committed cells from human embryonic cells for cartilage tissue regeneration. PLoS One 3：e2498, 2008

[46] Bigdeli N, et al：Coculture of human embryonic stem cells and human articular chondrocytes results in significantly altered phenotype and improved chondrogenic differentiation. Stem Cells 27：1812-1821, 2009

[47] Oldershaw RA, et al：Directed differentiation of human embryonic stem cells toward chondrocytes. Nat Biotechnol 28：1187-1194, 2010

[48] Yu P, et al：FGF2 sustains NANOG and switches the outcome of BMP4-induced human embryonic stem cell differentiation. Cell Stem Cell 8：326-334, 2011

[49] Teramura T, et al：Induction of mesenchymal progenitor cells with chondrogenic property from mouse-induced pluripotent stem cells. Cell Reprogram 12：249-261, 2010

[50] Hiramatsu K, et al：Generation of hyaline cartilaginous tissue from mouse adult dermal fibroblast culture by defined factors. J Clin Invest 121：640-657, 2011

[51] Outani H, et al：Induction of chondrogenic cells from dermal fibroblast culture by defined factors does not involve a pluripotent state. Biochem Biophys Res Comm 411：607-612, 2011

骨

6 应用骨形成蛋白（BMP）的骨再生诱导

6.1　骨再生医学技术的现状和将来

　　很早之前就已明确，人的骨组织是具有潜在的再生能力的。骨折部位的愈合正是利用骨组织潜在的再生能力而进行的。也就是说，对骨折部位进行适当的整复固定，在骨折部位周围会产生新生骨（骨痂），并通过骨组织的再生（再生性修复）完成骨愈合，而并非依靠瘢痕组织。众所周知，儿童的骨干部位骨折后的再生能力很强，骨折造成的变形会遵从沃尔夫法则对骨变形进行修复，并使之恢复到原来的解剖学形态。但是，骨的再生潜力是有限的，成人严重的骨折（粉碎性骨折、开放性骨折、伴有感染的骨折等）以及骨肿瘤切除术后常引起严重的骨缺损，即使经过很长时间也不能完全恢复。在这种情况下，一般会采用游离自体骨移植或带蒂自体骨移植，但是自体骨移植需要增加手术，能够取到的骨量有限，并且移植骨形态与缺损形态常不相符，这些都是自体骨移植手术的难点。冷冻保存的同种骨移植可作为一种选择，但应用范围有限，而且存在骨生成能力缺乏、移植免疫反应和病原体感染等问题，具有一定的风险。最近开始应用生物相容性良好的人工材料（人工骨）尝试进行骨支持功能的恢复，即使这个方法也有无法克服的缺点（骨生成能力的缺乏、与骨组织力学上的不匹配)存在,很难获得良好的骨功能的重建。这些人工材料(陶瓷、钛等）的最大缺点是即使具有力学的强度，也缺乏局部的促进骨生成活性。为了克服与骨再生有关的困难，必须进行更合理的骨再生医学技术的研发。针对骨再生修复反应生理因子的医疗应用技术是有效骨再生促进技术的根基。

　　近年来，组织再生技术的研究很流行，根据不同的研究方法可进行如下分类：①将未分化细胞（ES 细胞、iPS 细胞、骨髓来源未分化间充质细胞）

在体外分化诱导形成再生组织后进行移植的方法。②将具有增殖分化诱导活性的蛋白质基因导入需要再生的部位使其在局部表达，合成有活性蛋白质的方法。③将具有分化诱导活性蛋白质的基因组大量合成，利用局部药物传输系统（drug delivery system，DDS）作用于需要再生部位的方法。使用骨形成蛋白进行的骨再生医学技术相当于③。如果只限定于骨再生，现状是①和②到目前为止尚未在临床上普遍使用。

骨形成蛋白（bone morphogenetic protein，BMP）是可以诱导骨再生反应的活性蛋白质分子，主要由骨组织产生。基本方法是人为的合成 BMP 分子，并在需要骨再生的局部有效的发挥作用促进骨再生。现在 BMP 家族分子的一部分（BMP-2、BMP-7）已工业化批量生产并在欧美进行临床应用。但由于 BMP 的临床应用在日本尚未得到批准，为了获得批准必须经过新的临床试验，之后临床应用将在不久的将来逐步启动。

6.2 BMP 应用于骨再生研究的历史背景和经过

6.2.1 骨再生活性分子 BMP 的发现和研究经过

1965 年加利福尼亚大学洛杉矶分校（UCLA）骨科的尤里斯特在《科学》杂志上报道[4]，将盐酸脱钙的啮齿类有机骨基质（以胶原蛋白为主要成分的骨蛋白）移植入同种动物的肌肉内，4 周后骨基质被异位骨组织替代（骨诱导）。通过这个试验发现，骨基质内存在可以诱导未分化间充质细胞向软骨细胞和成骨细胞分化的活性物质。由于这种骨诱导活性在碱处理或蛋白分解酶处理后丧失，推测此生物活性因子应该是蛋白质，并命名为骨形成蛋白（BMP）。BMP 具有特异的生物活性，可以诱导未分化间充质细胞向成骨细胞和软骨细胞分化，是使骨具有潜在性再生能力的活性分子，在骨科领域备受注目。之后，包括笔者等在内的许多研究者以 BMP 的精确鉴定和临床应用为目标开始进行了研究。1988 年沃兹尼亚克等从牛脱钙骨基质上抽出含有骨诱导活性成分的蛋白，分析部分氨基酸序列信息，根据人骨肉瘤 U-2-OS 的 cDNA 文库进行筛选，分离 BMP 的 cDNA 并识别了 4 种人 BMP[BMP-1、BMP-2A（BMP-2）、BMP-2B（BMP-4）、BMP-3] 的全部氨基酸构造，并将结果发表在《科学》杂志上[5]。

笔者等也紧随其后对同一分子进行了识别[6]。然后还有很多的研究者，也识别出了具有类似构造的 BMP 分子。以其部分的氨基酸排列和 cDNA 解析的结果为基础，阐明了除了 BMP-1 以外的 BMP 分子群都属于转化生长因子 β（TGF-β）超家族。现在已经识别了 BMP-2 ～ BMP15 共 14 个种类的分子。在 BMP 家族中确定具有骨诱导活性的有 BMP-2、BMP-4、BMP-6、BMP-7（OP-1）、BMP-9[7]。虽然这些 BMP 各自的生物学作用尚不明确，但是在个体发育和骨折治愈中的骨再生过程中，BMP（特别是 BMP-2、BMP-4）是必需的。通过人为地使重组蛋白作用于生物体，验证了原位性（骨内）和异位性（肌肉内）骨组织诱导。也就是说，通过恰当的方式利用这种分子可以人为地引起骨再生反应。

6.2.2 BMP 分子的特性和功能

BMP 是分泌蛋白质，其分子结构已经被阐明[8]。其特征包括：①分子量为 30kDa 左右的疏水性很强的中性蛋白质分子，从 C 末端开始的氨基酸排列 7 个半胱氨酸残基的位置与 TGF-β 相同，表明其属于 TGF-β 超家族分子。②在生物进化过程中有所保留，所以分子结构和骨诱导活性的特异性很低。③形成同源二聚体（homo-dimer）并发挥生物活性（促进未分化间充质细胞向软骨细胞和成骨细胞分化）。④立体结构中通过 3 个分子内和 1 个分子间的二硫键形成 cystine-knots 结构，构成稳定的蛋白质[8]。⑤骨折部位愈合过程的早期可促进骨折部位附近的骨膜、骨髓、肌肉内的间充质细胞的基因表达亢进，在生理性骨修复反应中发挥着重要的作用[9,10]。BMP 不仅具有其特征性的骨新生作用，还在个体发育的初期对体轴发育起着决定性作用。从各种研究中得到了结果，阐明了 BMP 参与了初期腹背侧轴的发育，并且在心脏、肾脏等器官形成和神经、软骨等发育过程中不可或缺。

6.2.3 BMP 的细胞内信号传导系统

BMP 通过 2 种主要的丝氨酸和苏氨酸型特异性受体 BMPR-1A（或者为 1B）和 BMPR-2 参与细胞内的信号传导。细胞内的信号传导分子为 R-Smads1，5，8（regulatory Smad1,5,8）和 C-Smad4（common-Smad 4），R-Smads 通过对 BMP 受体磷酸化而被活化，磷酸化的 R-Smads1，5，8/C-Smad4 复合体向核内移行与基因表达控制部位进行结合，使软骨细胞和成骨细胞分化中必要的转录因子和蛋白质分子进行表达（BMP-Smad pathway）[11,12]。I-Smad（inhibitory-Smad,Smad6,7）通过对 BMPR-

1A 的 R-Smad1，5，8 的磷酸化进行阻碍，形成了细胞内 BMP 信号传导系统的负反馈系统。

通过近年的研究发现，Smad 分子通过泛素 - 蛋白酶系统在细胞内被分解，BMP 的信号传导也能以 Smurf1/2 为首的泛素连接酶进行调节[13]，其基因表达调节机制非常复杂。

6.3　使用合成 BMP 的骨再生治疗

目前，骨形成蛋白组（BMPs）中 BMP-2 和 BMP-7（OP-1）可以采用基因重组技术进行工业化生产，在欧美及其他几个国家作为医疗用品已经量产，并应用于临床。目前仅限定应用于腰椎前方固定、新鲜开放性骨折和胫骨骨折后假关节治疗等情况，临床已证明有很高的有效性[13,14]。对于适应证以外使用的病例，例如对先天性胫骨假关节的治疗[15]和颈椎前方固定[16]也有效。以这些效果和副作用的研究探讨为基础，今后在多个部位的骨再生中将其作为自体骨的替代材料，在骨科领域中得到广泛应用。有关 BMP 的临床应用，目前存在的问题有：①一般病例 BMP 用量在 10mg 左右，由于高用量 BMP 生产成本很高，结果会产生高额的治疗费用[17]。②作为 BMP 的药物运输系统（drug delivery system，DDS），使用牛来源的 I 型胶原蛋白（BMP-2 使用胶原蛋白海绵体，BMP-7 使用牛骨来源胶原蛋白粉末），可能感染 BSE（疯牛病）和未知病毒等病原体，并可能因抗胶原蛋白抗体产生而发生各种副作用[2,3]。③胶原蛋白虽然作为生物体材料具有可吸收性，但是由于缺乏力学强度和可塑性，形成骨组织的数量很少，形态也不好控制。如果能够解决以上这些问题，应用 BMP 的骨再生治疗将会不断取得进展。所以，提高 BMP 合成的效率、探索适宜的 DDS 以及为了减少副作用而确立安全、简便的给药方法等将成为今后重点研究的课题。

6.3.1　有关 BMP 生产的效率

BMP 保持骨诱导活性必须具有分子间二聚体的结构，但是通过基因重组的生物合成，只能合成单结构体，且不可能在大肠埃希菌中进行基因表达，需要在动物细胞中进行基因表达。如果在大肠埃希菌中生产单体 BMP 后采用恰当技术在体外转换成二倍体[18]，将有可能使生产效率飞跃性提高，并可以使 BMP 生产成本降低。

6.3.2　BMP 的新 DDS 的开发

为了使 BMP 的骨诱导活性在生物体内产生效果，使 BMP 在骨再生局部缓慢释放，需要有适于骨再生的支架载体（DDS）。由 BMP 诱导产生的新生骨的大小、形态依赖于载体的大小和形态，适宜的载体对于 BMP 的实用性非常重要。由于载体与 BMP 一同移植入生物体内，采用的生物材料需要有以下的特性：①在生物体内不会造成炎症反应，不会诱发肿瘤形成。②不具有免疫原性。③在生物体内容易被分解吸收。④不妨碍 BMP 的骨诱导活性。⑤具有适宜的力学强度和可塑性，容易成型等。作为部分满足这些条件的材料，最常使用的是动物（牛）来源的胶原蛋白。但是由于其力学强度不足，并且存在宿主来源的免疫反应和 BSE 等病原体混入等潜在危险性问题，希望能够探索可以取代胶原蛋白的更好的 BMP 载体。

迄今为止已进行了许多的尝试，但目前基本上不能应用于临床。笔者等研发出了优于胶原蛋白的 BMP 载体，并且开发出具有生物体内可降解性的人工合成多聚体。在初期阶段作为 BMP 的 DDS 采用聚乳酸（polylactic acid，PLA）[19]，之后将 PLA 作为 BMP 载体进行了小鼠背部筋膜下移植的试验研究（图 6.1A）。研究得到了聚乳酸－聚乙二醇共聚物（polylactic acid-polyethylenglycol block copolymer，PLA-PEG）[20]（图 6.1B）。PLA650-PEG200 较 PLA650 能够更有效地获得新生骨（图 6.1B）[19]。但是，这种材料存在室温下黏性大而不宜操作等缺点。为此开发了具有可塑性的多聚体，得到了 PLA/PEG 比为 2：1、分子量约为 1 万的多聚体（PLA6500-PEG3000）[21]，并且进一步研发了能调节生物体内的降解性、能控制 BMP 缓释速度的多聚体（图 6.1C）[22]。这种多聚体的优点有：①具有良好的生物相容性，不引起异物反应和炎症反应。②不具有免疫原性。③具有可吸收性，在 1～2 周内即可消失。

A：PLA
$$\text{H-(-O-CH(CH}_3\text{)-CO-)}_m\text{-H}$$

B：PLA-PEG
$$\text{H-(-O-CH(CH}_3\text{)-CO-)}_m\text{-O-(-CH}_2\text{-CH}_2\text{-O-)}_n\text{-(-CO-CH(CH}_3\text{)-O-)}_o\text{-H}$$

C：PLA-DX-PEG
$$\text{H-(-O-CH(CH}_3\text{)-CO-)}_m\text{-(-O-CH}_2\text{-CH}_2\text{-O-CH}_2\text{-CO)}_n\text{-O-(-CH}_2\text{-CH}_2\text{-O-)}_o$$
$$\text{-(-OC-CH}_2\text{-O-CH}_2\text{-CH}_2\text{-O-)}_p\text{-O-(-OC-CH(CH}_3\text{)-O-)}_q\text{-H}$$

图 6.1　多聚体的结构式
A：聚乳酸。B：聚乳酸－聚乙二醇。C：聚乳酸－二氧环己酮－聚乙二醇。

④不损害 BMP 的骨诱导活性。⑤具有可塑性，通过 BMP 容易对新生骨的形态进行控制。⑥价格合理。⑦由于不是生物体来源，因此不具有传播疾病的可能性。⑧容易保存和搬运。但是还存在常温下呈凝胶状，黏性较大，用手操作困难等问题。为了对这些缺陷进行改良，笔者等把 β-TCP 粉末（β- 磷酸三钙）和这个多聚体进行混合，提高了手工操作性能。β-TCP 是具有良好的骨传导性的骨充填生物材料，具有良好的生物传导性，在生物体内能够被吸收，通过与多聚体进行混合，使之成为胶状，能够有效提高其操作性能。移植入生物体内后，能在 X 线下显影（图 6.2）。在小鼠背部筋膜下异位性骨化模型中，验证了多聚体和 β-TCP 的最佳配比范围为 1 ： 1 ～ 1 ： 2[23]。如果应用 β-TCP 多孔板，就能够使之成为具有力学强度的材料。通过以上研究可以得到多聚体 /β-TCP 复合体，适用于 BMP 临床应用的 DDS。

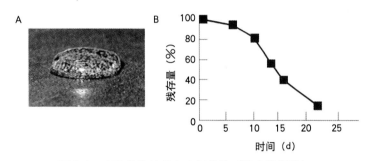

图 6.2　多聚体的外观和分解特性（笔者等提供）

A：多聚体的外观（37℃）。在常温下呈凝胶状。B：37℃时显示在磷酸缓冲液中具有分解性。通过改变组成成分可以调节分解特性。

6.4　在动物模型中通过 BMP/ 多聚体 /β-TCP 复合体进行骨再生的研究

有研究证实，这种材料可以在腰椎前方固定、胫骨开放骨折、胫骨假关节症的治疗中作为自体骨移植的替代材料，并验证了其良好的治疗效果。该材料应用于其他骨疾病治疗和骨缺损再生等的报告很少。笔者等在骨科诊疗中根据骨再生的理论，对 BMP 的实际应用进行了研究。现将获得的结果表述如下。

6.4.1　长骨（股骨）骨干部分缺损的修复

长骨骨干部分和骨干端的较大骨缺损的再生修复非常困难，目前重建多尝试使用人工骨和冷冻保存骨等方法。但是由于与骨床愈合不容易，易导致移植骨吸收和骨折，结果并不一定令人满意。使用 BMP 为人工骨和同种保存骨附加骨诱导能力，使骨组织得到良好的骨再生和功能重建，这一方法已经通过动物的骨缺损模型进行了验证。

a．通过含有 BMP／多聚体的 β–TCP 多孔板促进骨干部缺损的再生（家兔）

长骨骨干部较大的缺损可以由于外伤、骨肿瘤切除等造成，并且不可能自然修复。骨干部缺损可以采用重组 BMP–2、合成多聚体及多孔性 β–TCP进行修复。在家兔的股骨骨干部位制作包含骨膜的 1.5cm 的骨缺损，用含有BMP–2／多聚体的圆柱形多孔性 β–TCP 复合植入物进行填补。结果显示，经过 3 周左右能够确认骨新生，到了 12 周可以观察到骨缺损得到了重新修复[24]（图 6.3B）。

b．肋骨缺损的再生修复（小猎犬）

肋骨缺损是由于肋骨肿瘤切除后和取肋骨作为胸椎前方固定术的骨移植

A：骨缺损修复（家兔股骨）

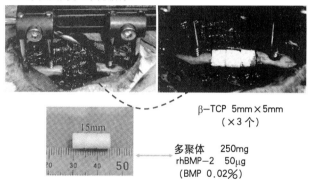

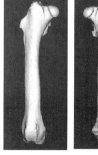

β–TCP　5mm×5mm
（×3 个）

多聚体　　250mg
rhBMP–2　50μg
（BMP 0.02％）

B：CT（再重建影像）

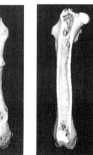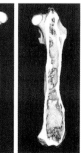

健侧　　　修复侧　　　健侧（冠状切面）修复侧（冠状切面）

图 6.3　家兔股骨干部位的修复

A：肋骨缺损修复（小猎犬模型）

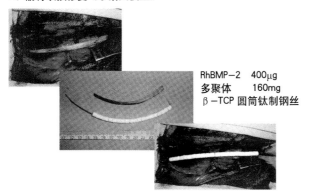

RhBMP-2　400μg
多聚体　　160mg
β-TCP 圆筒钛制钢丝

B：X 线片（钛制钢丝拔出后拍摄）

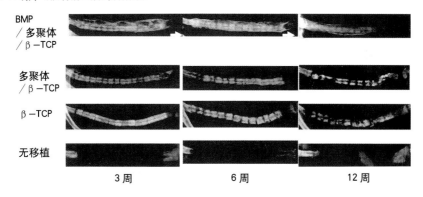

BMP
／多聚体
／β-TCP

多聚体
／β-TCP

β-TCP

无移植

3 周　　　　　6 周　　　　　12 周

图 6.4（a）　采用 BMP／多聚体／β-TCP 复合体的肋骨再生过程

材料而产生的。目前由于不存在再生方法，大部分的情况下只能保持着缺损的状态不再继续治疗。但是，如果将多根肋骨切除，反常呼吸运动将非常明显，还有呼吸功能低下和外形问题的存在，所以肋骨再生的治疗备受期待。利用重组 BMP-2（rhBMP-2）、DDS（多聚体）能够对肋骨再生的可能性进行研究探讨。切除包含骨膜的 6cm 长的小猎犬肋骨，把 12 个浸有 BMP 和载体多聚体的多孔性 β-TCP 圆筒（长 5mm）用钛制线串联，并作为人工肋骨的种植物使用。将不含有 rhBMP-2 的 β-TCP 作为对照组。术后不限制呼吸运动。术后 3 周可以观察到实验组有明确的骨生成，12 周左右 β-TCP 被吸收，缺损部位肋骨再生完成 [图 6.4（a）、（b）]。把不含有 rhBMP-2 的种植物移植入对照组之后，并未观察到骨再生[25][图 6.4（a）、（b）]。

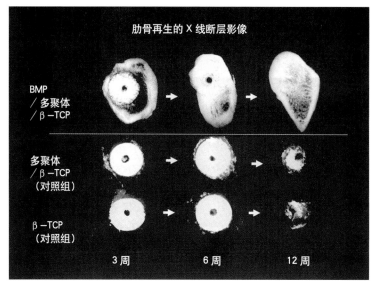

图 6.4（b） 可观察到旺盛的骨生成断面

可以观察到气缸状的多孔性 β-TCP 被吸收并被骨替换的过程。

c. 应用加热处理的自体骨进行骨缺损修复中 BMP 的应用

在恶性骨肿瘤切除后，可以把包含肿瘤的被切除的自体骨通过加热和冷冻处理使之失去活性之后进行移植，完成对缺损部位的修复重建。但是这一治疗方法存在骨愈合方面的问题。在热处理后灭活的自体骨表面添加 BMP/载体复合体，有可能刺激骨再生。对大鼠股骨干的切除骨进行热处理使之灭活，把 BMP/多聚体 /β-TCP 复合体制成胶状附加在骨表面，并进行置换移植，之后可以对其实用性进行评价。从 SD 大鼠左股骨干部位摘取 7mm 长的肢骨，用 135℃、20min 的高压灭菌器进行处理使之失去活性，再在处理骨的表面涂抹 BMP/多聚体 /β-TCP 复合体并进行固定（图 6.5）。12 周后在取材的样本中可以观察到良好的骨再生。组织学观察可见，实验组骨周围存在大量的新生骨。在不添加 BMP 的对照组（多聚体 /β-TCP 复合体涂抹组以及无涂抹组）中则观察不到骨愈合。在这个实验中，通过向用高压灭菌器处理的骨表面涂抹 BMP/多聚体 /β-TCP 复合体，使灭活自体骨得到了骨诱导能力，以达到明显的骨再生治疗效果[26]。

d. 通过添加 BMP 的冷冻保存骨进行骨缺损修复

用冷冻保存骨（骨库）进行骨缺损修复是经典的治疗方法。冷冻保存骨

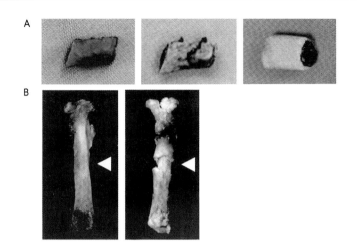

图6.5　用大鼠股骨热处理后骨修复模型，通过 BMP/ 多聚体 /β–TCP 复合体进行的骨
修复（修改自文献 18，有改动）
A：切取的大鼠股骨骨干部分（左），用高压灭菌器进行处理的骨干部分（中），人工涂抹 BMP/ 多
聚体 /β–TCP 复合体（右）。
B：12 周后取材的样本。在 BMP/ 多聚体 /β–TCP 复合体组中可见获得了良好的骨修复（左），在
无涂抹材料组中未见骨修复（右）（箭头：骨移植部位）。

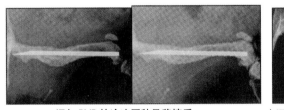 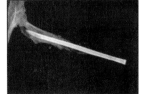

添加 BMP 的冷冻同种骨移植后 　　　　　　　　未添加 BMP 的冷冻同种骨移植后

6 周　　　　　　　　　　12 周 　　　　　　　　　　12 周（对照组）

图6.6　通过冷冻同种骨和 BMP 进行股骨缺损修复的研究结果

虽然在力学上是很好的材料，但是还存在许多问题。例如，缺乏具有骨生成
能力的细胞，由于移植免疫反应造成骨生成能力低下，移植骨床上需要和宿
主骨进行愈合的时间长，愈合不佳的情况很多见，功能重建方面也常出现问题。
通过添加 BMP，能够使保存的同种骨具有骨诱导能力，其临床应用价值将会
大幅增加。采用已确认了移植免疫反应的 Lewis 系大鼠和 Wister 系大鼠作为
动物模型进行了系列研究。从 Lewis 系大鼠股骨骨干部中央部位切除 8mm 的
骨，并作为冷冻保存骨。把冷冻保存骨移植到 Wister 系大鼠的股骨骨缺损部

位（8mm）。移植时用前面叙述的 BMP-2/ 载体复合体覆盖在移植骨表面。再把不含 BMP 的载体复合体覆盖在移植骨表面作为对照组。实验组中移植 12 周后骨缺损部位的同种骨被新生组织包围，发生了骨新生并开始修复。在对照组中观察不到骨缺损部位的愈合（图 6.6）。从实验结果中可以看出，覆盖 BMP-2/ 载体复合体的同种骨将会成为有效的修复骨缺损的方法。

6.4.2　腰椎后侧方固定中 BMP 的应用

脊柱的外伤和椎间盘变性可造成椎间不稳定，从而引起疼痛和神经刺激症状，其治疗方法是脊椎固定术。腰椎后侧方固定是通过腰椎横突间异位性骨生成后相互连接实现椎间固定的。为了诱发骨生成，常规方法是以自体髂骨移植于横突间。但是由于取骨部位的损害（疼痛、感觉异常、变形、瘢痕形成）等风险存在，最好能有不使用取自体骨的方法。而且取自体骨移植到椎间进行固定增加了手术时间，其骨愈合率并不一定很高。如果能使用 BMP/ 载体复合体解决这个问题，将具有极大的临床意义。

a. 利用 BMP-2 和载体复合体进行的脊椎后侧方固定（家兔模型）

如前所述，可以采用家兔模型验证 BMP/ 多聚体 /β-TCP 复合体进行

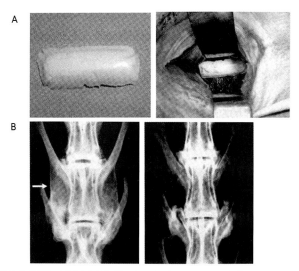

图 6.7　利用家兔腰椎后侧方固定模型，采用 BMP/ 多聚体 /β-TCP 复合体
　　　　进行脊椎固定（修改自文献 26）

A：BMP/ 多聚体 /β-TCP 复合体的大体观（左），把复合体移植入横突之间（右）。
B：6 周后的 X 线照片。BMP30μg 组（左）通过丰富的新生骨可以对脊椎进行固定，但是 BMP 0μg 组（右）未获得骨修复。

腰椎后侧方固定的效果。把家兔 L5/L6 腰椎横突向两侧展开，埋入各种剂量 BMP/ 多聚体 /β-TCP 复合体（混合比 1 : 1，合计 600mg）（图 6.6）。6 周后取出，通过 X 线观察以及组织学评价发现，一侧 BMP 用量在 15μg 以上的各组能够得到 100% 的愈合率。过去报道的牛来源 I 型胶原蛋白等作为载体在同一模型中经过 6 周获得 100% 愈合率的最小 BMP 量为 100μg。这个试验的结果证实，使用多聚体 /β- 复合体作为载体能够实现使用更少的 BMP 达到有效的脊椎后侧方固定，在未来 BMP 临床应用中可能会成为一种有效的治疗方法 [26, 27]（图 6.7）[26]。

b．通过 BMP-2 吸附多孔性 β-TCP 颗粒进行腰椎后侧方固定

β-TCP 具有吸附在蛋白质表面的特性。因此表面积越大的多孔性 β-TCP 可以吸附较多的 BMP-2，能够作为具有骨诱导能力的生物性材料。为了对其进行验证，使用家兔脊椎后侧方固定模型。将多孔性 β-TCP 颗粒（500mg，直径 1 ~ 3mm，气孔直径 30 ~ 350μm，气孔率 75%）置入含有不同浓度 BMP-2 的少量溶液（5μg、15μg、50μg、150μg）中，静置 15min 之后移植入横突之间。8 周后 BMP 50μg 和 150μg 组能够得到确切的椎间固定 [28]（图 6.8）。

近年来，不使用自体骨（局部骨或髂骨）移植，把 BMP-2、胶原蛋白海绵体作为载体用于脊椎后侧方固定的术式，有报道显示在国外获得了良好的临床效果。其结果是，脊椎固定的骨愈合率高，愈合完成的时间缩短，安全性优于自体骨移植。改进后的 BMP-2 使用方法，今后有可能在脊椎外科领域中获得更加广泛的应用。

6.4.3　人工髋关节周围骨严重缺损修复的动物模型（小猎犬）

变形性关节病、股骨头坏死等的治疗中，常规使用人工关节置换手术。

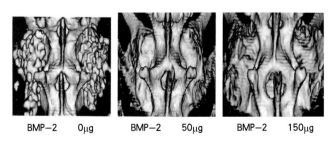

BMP-2　0μg　　　　BMP-2　50μg　　　　BMP-2　150μg

图 6.8　三维立体 CT 影像

采用吸附 BMP-2 的多孔性 β-TCP 颗粒的后侧方间固定。在 BMP 0μg 组中 β-TCP 颗粒未被吸收而残留，在 BMP 50μg 和 150μg 组中可以观察到骨替代。

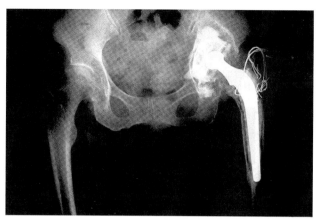

图6.9　人工髋关节置换术后15年人工关节松动病例
同种骨移植、人工骨等均被使用，但是重建有较大难度。

人工关节的好处是关节的功能在短时间内恢复，患者的日常生活能力（ADL）和生活质量（QOL）能够得到非常迅速的恢复。在日本每年完成5万～7万例人工关节置换手术。但是，人工关节具有一定的耐用年数，在生物体的界面上会形成纤维组织（或者是肉芽组织），也就是产生所谓的关节松动，有必要考虑进行再置换（图6.9）。虽然为了防止松动，人工关节的设计改进一直在进行，但是已经行人工关节置换术后的关节均会发生松动，这时需要进行人工关节翻修，但是，翻修术中最大的问题是人工关节周围很可能存在大范围的骨缺损。目前虽然能够使用同种骨、人工骨（陶瓷骨）等对这种大范围的骨缺损进行填补，但是由于生物体之间不具有充分的力学稳定性，并不一定能够获得满意的临床效果。如果骨缺损能够进行再生修复，将会有很大的临床价值。BMP/多聚体/β-TCP复合体的实用性已在犬的人工关节周围骨缺损模型中进行了研究探讨。首先制作出小猎犬右股骨近侧部内侧以及髋臼侧行人工关节置换术时遇到的骨缺损，在制作犬用人工关节之后，在骨缺损部位埋入BMP/多聚体/β-TCP复合体对骨缺损进行再生修复。手术后12周取出人工髋关节周边组织，能够观察到完全的骨修复。与不含有BMP移植物的对照组（多聚体/β-TCP）相比较，在含有BMP组中能够明确地观察到新生骨，骨缺损得到了再生修复（图6.10）[29]。

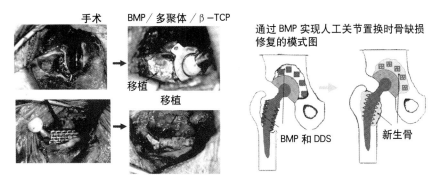

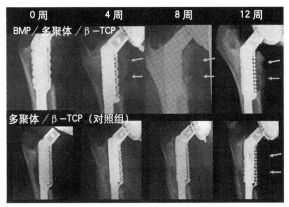

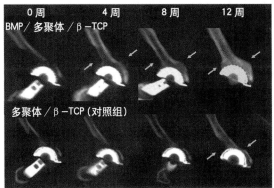

图 6.10 CT 影像中同一个体的骨再生

采用 BMP／多聚体／β-TCP 复合体对股骨、骨盆的缺损进行修复的过程。

6.5   其他应用 BMP 的可能性

6.5.1   通过 BMP 进行生理性腱／韧带骨附着部位（附着点）的再生

腱／韧带和骨的结合点被称为起止点（enthesis），由腱／韧带－软骨－钙化软骨 骨 4 层结构组成，在组织学上形成特征性的结构。这种结构具有使软组织的腱／韧带和硬组织的骨之间的结合部具有力学缓冲作用，对于具有功能的韧带重建、腱／韧带和骨结合部位的再生是非常重要的。但是至今为止，其再生还未能实现。笔者等通过向腱内注入 BMP，使起止点成功地进行了再生[30]，为了更有效地进行韧带重建，一直在进行着临床应用的研究。

6.5.2   其他的应用

有效利用 BMP 的骨诱导能力是临床的研究课题，笔者等正在进行相关的基础研究。直径细小的带蒂骨移植的促进[31]，用固定器进行骨痂延长时间的缩短[32]等在动物试验中已获得了成功。在不久的将来，日本重组 BMP 将应用于临床。

6.6   具有增强 BMP 生物活性（骨诱导分化）的药物

如上所述，使用重组 BMP 在骨再生中备受期待。另一方面，通过向 DDS 中添加一些药物，使 BMP/DDS 骨生成更为高效，进而 BMP 能够获得更加明确的效果，也可以减少 BMP 的用量。在对具有这种效果的药物进行筛选中，至今为止能够确定其效果的包括：磷酸二酯酶（phosphodiesterase）抑制剂己酮可可碱（pentoxyfiline）和咯利普兰（rolipram）[33,34]、前列腺素（prostaglandin）E2 受体之一 EP-4 的合成激动剂[35,36]、人 PTH[37]、儿茶酚胺[38]等。使用这些药物的 BMP 骨再生医学的应用将成为今后的课题。

（高冈邦夫）

文　献

[1]   Burkus JK, et al：Clinical and radiographic outcomes of anterior lumbar interbody fusion using recombinant human bone morphogenetic protein-2. Spine 27：2396-2408, 2002

[2]   Govender S, et al：Recombinant human bone morphogenetic protein-2 for treatment of open tibial fractures：a prospective, controlled randomized study of 450 patients. J Bone Joint Surg Am 84A：2123-2134, 2002

[3]   Friedlander GE, et al：Osteogenic protcin-1（bone morphogenetic protein-7）in the

treatment of tibial nonunions. J Bone Joint Surg Am 83A：S151-S158 2001

[4]　Urist MR：Bone formation by autoinduction. Science 150：893-899, 1965

[5]　Wozney JM, et al：Novel regulators of bone formation：molecular clones and activities. Science 242：1528-1534, 1988

[6]　Takaoka K, et al：Gene cloning and expression of a bone morphogenetic protein derived from a murine osteosarcoma, (Dunn). Clin Orthop Relat Res, 294：344-352, 1993

[7]　Kang Q, et al：Gene Therapy Characterization of the distinct orthotopic bone-forming activity of 14 BMPs using recombinant adenovirus-mediated gene delivery. Gene Ther 11：1312-1320, 2004

[8]　Scheufler C, et al：J. Crystal structure of human bone morphogenetic protein-2 at 2.7 A resolution. Mol Biol 287：103-115, 1999

[9]　Nakase T, et al：Transient and localized expression of bone morphogenetic protein-4 messenger RNA during fracture healing. J Bone Miner Res 9：651-659, 1994

[10]　BostromMP, et al：Immunolocalization and expression of bone morphogenetic protein 2 and 4 in fracture healing. J Orthop Res 13：357-367, 1995

[11]　Kawabata M, et al：Smad proteins exist as monomers in vivo and undergo homo- and hetero-oligomerization upon activation by serine/threonine kinase receptors. EMBO J 17：4056-4065, 1998

[12]　von Bubnoff A, et al：Intracellular BMP signaling regulation in vertebrates：pathway or network? Dev Biol 239：1-14, 2001

[13]　Murakami G, et al：Cooperative inhibition of bone morphogenetic protein signaling by Smurf1 and inhibitory Smads. Mol Biol Cell 14(7)：2809-2817, 2003

[14]　Valentin-Opran A, et el：Clinical evaluation of recombinant human bone morphogenetic protein-2. Clin Orthop Relat Res 395：110-120, 2002

[15]　Richard BS, et al：The use of rhbmp-2 for the treatment of congenital pseudoarthrosis of the tibia. J Bone Joint Surg Am 92：177-185, 2010

[16]　Boakye M, et al：Anterior cervical discectomy and fusion involving a polyetheretherketone spacer and bone morphogenetic protein. J Neurosurg Spine 2：521-525, 2005

[17]　Suzanne N, et al：Use and efficacy of bone morphogenetic proteins in fracture healing. Int Orthop 35：1271-1280, 2011

[18]　Kuber NR, et al：Inductive properties of recombinant human BMP-2 produced in bacterial expression system. Int J Maxillofac Surg 27：305-309, 1998

[19]　Miyamoto S, et al：Evaluation of polylactic acid homopolymers as carriers for bone morphogenetic protein. Clin Orthop Relat Res 278：274-285, 1992

[20]　Miyamoto S, et al：Polylactic acid–polyethylene glycol block copolymer：a new biodegradable synthetic carrier for bone morphogenetic protein. Clin Orthop Relat Res 294：333-343, 1993

[21]　Saito N, et al：New synthetic absorbable polymers as BMP-carriers：plastic properties of poly d,l-lactic acid–polyethylene glycol block copolymers. J Biomed Mater Res 47：104-110, 1999

[22]　Saito N, et al：A biodegradable polymer as a cytokine delivery system for inducing bone formation. Nat Biotechnol 19：332-335, 2001

[23]　Kato M, et al：Ectopic bone formation in mice associated with a lactic acid/dioxanone/ethylene glycol copolymer-tricalcium phosphate composite with added recombinant human bone morphogenetic protein-2. Biomaterials 27：3927-3933, 2006

[24]　Yoneda M, et al：Repair of intercalated long bone defect with a synthetic biodegradable bone-inducing implant. Biomaterials 26：5145-5152, 2005

[25] Hoshino M, et al：Repair of Long Intercalated Rib Defects Using Recombinant Human Bone Morphogenetic Protein-2 Delivered by a Synthetic Polymer and β-Tricalcium Phosphate in Dogs. J Biomed Mater Res A：90：514-521, 2009

[26] Taguchi S, et al：Reconstruct rat femoral defect using rhBMP-2 coated devitalized autogenous bone. Clin Orthop Relat Res 461：162-169, 2007

[27] Namikawa T, et al：Experimental spinal fusion with recombinant human bone morphogenetic protein-2 delivered by a synthetic polymer and beta-tricalcium phosphate in a rabbit model. Spine 30：1712-1716, 2005

[28] Dohzono S, et al：Successful spinal fusion by E-Coli-derived BMP-2 adsorbed beta-TCP granules：A pilot study. Clin Orthop Relat Res 467：3206-3212, 2009

[29] Hoshino M, et al：Repair of bone defects in revision hip arthroplasty by implantation of a new bone-inducing material comprised of recombinant human BMP-2, betaTCP and a biodegradable polymer. An experimental study in dogs. J Orthop Res 25：1042-1105, 2007

[30] Hashimoto Y, et al：ACL reconstruction using bone-tendon-bone graft engineered from semitendinosus tendon by injection of recombinant BMP-2 in a rabbit model. J Orthop Res 2011（Epub ahead of print）

[31] Okada M, et al：Bone morphogenetic protein-2 retained in synthetic polymer/β tricalcium phosphate composite promotes hypertrophy of vascularized long bone graft in rabbits. Plast Reconstr Surg 127：98-106, 2011

[32] Eguchi Y, et al：An injectable composite material containing bone morphogenetic protein-2 shortens the period of distraction osteogenesis in vivo. J Orthop Res 29：452-456, 2011

[33] Kinoshita T, et al：Phosphodiesterase inhibitors, pentoxyfylline and rolipram, increase bone mass mainly by promoting bone formation in normal mice. Bone 27：811-817, 2000

[34] Horiuchi H, et al：Effect of phosphodiesterase inhibitor-4, rolipram, on new bone formations by recombinant human bone morphogenetic protein-2. Bone 30：589-593, 2002

[35] Sasaoka R, et al：A prostanoid receptor ER4 agonist enhances ectopic bone formation induced by recombinant human bone morphogenetic protein-2. Biochem Biophys Res Comm 318（3）：704-709, 2004

[35] Toyoda H, et al：Augmentation of bone morphogenetic protein-induced bone mass by local delivery of a prostagrandin E EP-4 receptor agonist. Bone 37：555-562, 2005

[37] Nakao Y, et al：Parathyroid hormone enhances bone morphogenetic protein activity by increasing intracellular 3′5′-cyclic adenosine monophosphste accumulation in osteoblastic MC3T3-E1 cells. Bone 44：872-877, 2009

[38] Uemura T, et al：Epinephrine accelerates osteoblastic differentiation by enhancing bone morphogenetic protein signaling through a cAMP/protein kinase A signaling pathway. Bone 47：756-765, 2010

7 应用成纤维细胞生长因子 −2 的骨再生

骨折治疗以及其治疗过程相关的研究备受瞩目。原因是：第一，在骨折治愈过程中，由于可以再现发育、生长阶段中一系列骨生成的过程，无论是在组织水平还是在细胞水平，作为骨生成的模型非常重要。在骨折治愈过程中，能够调节骨生成的化学因子（全身因子、局部因子等）、机械性的刺激等物理因子以及它们所形成的网络发挥着重要的作用。这些因子中的生长因子，代表着细胞因子在内因性的局部因子在骨折愈合过程中的作用，是骨代谢领域中最受关注的研究对象之一。第二，通过分子生物学技术的进步，以生长因子、细胞因子重组产品的临床应用作为目标的研究，在骨科领域特别受到关注。这是至今为止，除了自体骨移植以外，能够治疗骨折延迟愈合和假关节的方法，特别是对于骨缺损部位的修复，也就是所谓的以骨软骨再生治疗为目标的研究。以下对成纤维细胞生长因子 −2（fibroblast growth factor−2，FGF−2）的骨生成促进效果进行叙述。

7.1 骨软骨生成中 FGF 的生理作用

FGFs 存在于下垂体，分子量约为 18kDa，分为 FGF−1（酸性 FGF，aFGF）和 FGF−2（碱性 FGF，bFGF）。距离首次发现 20 多年之后的今天人们已经知道，FGF 不仅存在于下垂体，并且存在于全身所有的组织中，发挥着多种多样的生理作用。同时，作为 FGF 家族，有 23 种亚型。FGF 受体（FGFR）有 4 种亚型。这种配体 − 受体可在多种组织内发现，巧妙地控制着多彩的生物信息[1]。

FGFs 的生理活性在个体中发生，特别是在中胚层的形成、软骨原基的诱导控制中发挥着重要的作用。在发生过程中，如果缺乏 FGF1 型以及 2 型受体（FGFR1 以及 FGFR2）的功能，中胚层的形成就会发生障碍。例如在基因疾病中，斐弗综合征是由于 FGFR1 基因变异所造成的，阿佩尔综合征、克鲁宗综合征、杰克逊·韦斯综合征是由于 FGFR2 基因变异所造成的。这些是头颅缝早期愈合合并四肢畸形的疾病[2]。特别值得注意的是，由于生长软骨的损害会造成小人症，代表疾病是软骨发育不全症（achondroplasia）以及致死性骨发育不全症（thanatophoric dysplasia）Ⅱ型，都是由于 FGFR3 的活性变异引起的[3,4]。有研究发现，在去除 FGFR3 基因的小鼠试验中确认了生长板的过度生长[5]。通过以上的事实证实，在发育阶段以及生长期 FGF 信号对于控制骨软骨生成发挥着重要的作用。

7.2 FGF-2 和骨生成

在各种各样的动物模型中，移植脱钙骨基质、自体骨、人工骨的内部以及周围的骨诱导都是通过重组 FGF-2（rhFGF-2）的局部应用而促进的，迄今为止许多实验室做出了报道[6-15]。笔者等也对 rhFGF-2 的骨折治疗促进作用以及松质骨内骨生成的促进作用进行了研究探讨。在骨折部位一次性给予 rhFGF-2，在正常以及骨折经久不愈模型中链脲佐菌素诱发糖尿病大鼠的腓骨以及家兔、犬的胫骨骨折治疗中具有促进作用[6-8]。通过免疫组织化学染色证实，在骨折部位愈合过程的初期，内源性 FGF-2 仅存在于骨折部周围未分化间充质细胞中，外源性 rhFGF-2 的效果仅在应用初期效果非常显著，通过以上的试验推测 FGF-2 在骨折初期具有促进骨折部位愈合作用。笔者等还报道了 rhFGF-2 的促进骨折部位愈合作用在灵长类中非常明显。对照组的 10 例中有 4 例形成了假关节，而在以明胶凝胶为载体的 rhFGF-2（0.2mg）给予组全部 10 例病例中都观察到了骨愈合（图 7.1）。笔者等报道了在家兔模型中骨折、骨延长、骨硬化时 rhFGF-2 的促进效果。rhFGF-2 的骨生成促进作用在松质骨中也非常明显，有报道称在应用 4 周后，正常以及卵巢摘除的骨质疏松症大鼠以及家兔的髂骨、股骨远端中的骨量增加[11-14]。在卵巢摘除的动物中，rhFGF-2 在应用 3d 后骨小梁表面的细胞增殖，2 周后能够促进类骨质生成，在 8 周后与对照组动物相比有更多的钙化骨的形成。之后，能够出现正常的重塑过程。到了 24 周后，仍维持着正常的骨量。并且有报道称[15]，rhFGF-2 不仅可局部应用，全身应用后更能够增加骨内膜侧的骨量。

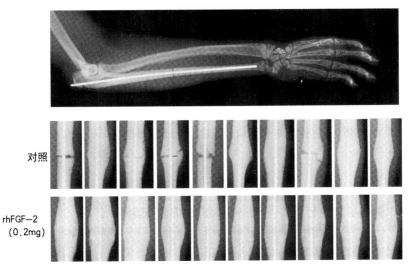

图 7.1　猴的骨折模型（上）和 10 周后骨折部位的 X 线片（引自文献 9）
骨折模型切开尺骨的骨干部，并用克氏针进行髓内固定。10 周后，对照组中 10 例中有 4 例形成了假关节，rhFGF−2（0.2mg）应用组中全部病例骨愈合良好。

　　FGF−2 是由骨细胞，特别是由成骨细胞系的细胞合成的。如前所述，关于在体内 FGF−2 的骨生成促进作用的机制，从成骨细胞系的增殖、分化、基质合成的观点来看，值得在体外进行研究探讨。笔者等观察到 FGF−2 对未分化的成骨细胞前体细胞、骨髓间充质细胞呈现出明显的细胞增殖促进作用[16,17]。另一方面，FGF−2 在成骨细胞系细胞的分化、基质合成中，特别是胶原蛋白合成方面具有抑制作用[16,18]。有报道称，如果向骨折部位连续给予 FGF−1，能够使软骨增大，但是之后会抑制分化[19]。利用动物模型的骨折部位愈合过程显示，FGF−1 主要在软骨生成期发挥作用，FGF−2 在骨折部位愈合过程中持续地发挥作用[20]。通过以上说明，FGFs 在骨折部位治愈过程的作用，在初期阶段对未分化的间充质细胞具有很大的增殖促进作用，之后影响细胞的分化和基质的合成。与 TGF−β 和 BMPs 等因子共同作用，通过连续性细胞因子的级联作用而发挥促进作用。有报道称，FGF−2 能够促进 TGF−β 和 IGF 的结合蛋白的合成[6,21]。

7.3　重组 FGF−2 的临床治疗试验

　　在上述多个动物模型中，以 rhFGF−2 的骨生成作用为基础，笔者等首先在截骨术的患者中通过用量逐次递增进行临床试验[22]。以退行性膝关节病行高位胫骨截骨术 57 例患者（40～74 岁）作为研究对象，根据 rhFGF-2 给予量，分为低用量（0.2mg）、中用量（0.4mg）和高用量（0.8mg）3 组，在截骨固定之后，将含有各个用量的 rhFGF-2 的缓释型明胶制剂注入骨切除部位，闭合创口。术后 16 周，通过 X 线的盲检判定骨折部位的愈合。结果发现，随着 rhFGF-2 用量增加，患者骨愈合率也随之增加（3 组间 $P=0.035$，高剂量和低剂量间 $P=0.015$）（图 7.2）。骨完全愈合的时间（中间值）在低、中和高用量组中分别为 11.5 周、10.1 周和 8.1 周。

以这些试验为基础，笔者等最近就 rhFGF-2 明胶制剂对骨折的治疗效果，通过随机化安慰剂对照双盲试验进行了研究探讨[23]。在 2 年时间里，在国内 48 家医院治疗的胫骨骨干新鲜骨折患者 194 例（20 岁以上未满 75 岁的闭合性骨折或者 Gustilo I 型开放性骨折患者），横形骨折和短斜形骨折中，将满足标准并且获得知情同意的 71 例分为安慰剂组（只有明胶制剂）、低剂量组（0.8mg rhFGF-2）和高剂量组（2.4mg rhFGF-2）3 组，在髓内钉固定术之后向骨折部位注射制剂。除了 1 例原因不明髓内针脱落外，70 例（安慰剂组 24 例，低剂量组 23 例，高剂量组 23 例）经过 24 周后试验结束。主要

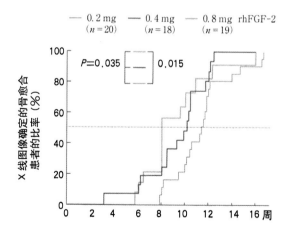

图 7.2 骨切除术患者中 rhFGF-2 明胶制剂的用量逐次递增试验（引自文献 22）
术后 X 线图像显示了骨愈合患者的比率（Kaplan-Meier 曲线）。高位胫骨切骨术后，局部分别给予含有低剂量（0.2mg）、中剂量（0.4mg）和高剂量（0.8mg）rhFGF-2 的明胶制剂。3 组间 $P=0.035$，高剂量和低剂量间 $P=0.015$，并未观察到有意义的差别。完全骨愈合的时间（中间值）在低、中和高剂量组中分别为 11.5 周、10.1 周和 8.1 周。

结果是 X 线片上骨愈合病例的比例，含有 rhFGF-2 的 2 组比安慰剂组高（低剂量组对安慰剂组 $P=0.031$，高剂量组对安慰剂组 $P=0.009$）（图 7.3）。低用量组与高用量组之间不存在统计学差异（$P=0.776$）。含有 rhFGF-2 的两组骨愈合所需要的时间（中间值）比安慰剂组缩短了 4 周。在 Cox 比例风险模型中，影响骨愈合的不是其他因子正是 rhFGF-2（风险比：低剂量组 1.94，高剂量组 1.85）。经过 24 周久治不愈的病例中，安慰剂组、低剂量组、高剂量组分别为 4、1、0 例。并且，血中的骨代谢标志和 FGF-2 浓度在手术前后以及在各组间并不存在有意义的差别。在观察期间没检测出抗 FGF-2 抗体以及抗明胶抗体，未观察到与给药量有关的有害现象。

通过以上资料说明，局部给予 rhFGF-2 明胶制剂对于胫骨骨干部位的骨折具有有效性和安全性。再结合上述的骨切除术的用量逐次递增试验的结果，可推测最佳的 rhFGF-2 用量为 0.8mg。

rhFGF-2 的骨生成促进作用安全有效，并且在世界上最先应用于临床。除了骨折部位愈合的促进作用之外，其在预防骨质疏松症患者的骨折、松质骨内局部给药、骨缺损部位的骨填充剂等的临床应用也备受期待。

（川口　浩）

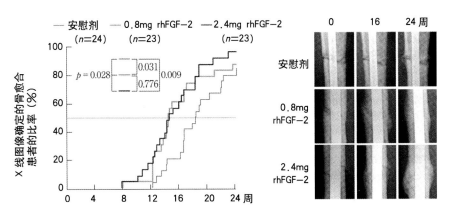

图 7.3　胫骨骨干部骨折中随机安慰剂对照双盲比较试验（引自文献 23）

左边图表是术后 X 线中骨愈合患者比率（Kaplan-Meier 曲线）。含有 rhFGF-2 的 2 组比安慰剂组高（低剂量组对安慰剂组 $P=0.031$，高剂量组对安慰剂组 $P=0.009$）。骨愈合所需的时间（中间值）分别为：安慰剂组为 18.3 周，低剂量组以及高剂量组为 14.4 周。低剂量组与高剂量组之间不存在统计学差异（$P=0.776$）。右侧是典型病例的 X 线图像，含有 rhFGF-2 的两组在 16 周出现了骨痂生成，在 24 周完成了骨愈合，但是安慰剂组在 24 周没观察到骨愈合。

文 献

[1] Thomas KA : Fibroblast growth factors. FASEB J 1 : 434-440, 1996

[2] Muenke M, et al : A common mutation in the fibroblast growth factor 1 gene in Pfeiffer syndrome. Nat Genet 8 : 269-272, 1994

[3] Shiang R, et al : Mutations in the transmembrane domain of FGFR3 cause the most common genetic form of dwarfism, achondroplasia. Cell 78 : 335-342, 1994

[4] Deng C, et al : Fibroblast growth factor receptor 3 is a negative regulator of bone growth. Cell 84 : 911-921, 1996

[5] Colvin JS, et al : Skeletal overgrowth and deafness in mice lacking fibroblast receptor 3. Nat Genet 12 : 390-397, 1996

[6] Kawaguchi H, et al : Stimulation of fracture repair by recombinant human basic fibroblast growth factor in normal and streptozotocin-diabetic rats. Endocrinology 135 : 774-781, 1994

[7] Kato T, et al : Single local injection of recombinant fibroblast growth factor-2 stimulates healing of segmental bone defects in rabbits. J Orthop Res 16 : 654-659, 1998

[8] Nakamura T, et al : Recombinant human basic fibroblast growth factor accelerates fracture healing by enhancing callus remodeling in experimental dog tibial fracture. J Bone Miner Res 13 : 942-949, 1998

[9] Kawaguchi H, et al : Acceleration of fracture healing in non-human primates by fibroblast growth factor-2. J Clin Endocrinol Metab 86 : 875-880, 2001

[10] Okazaki H, et al : Stimulation of bone formation by recombinant fibroblast growth factor-2 in callotasis bone lengthening of rabbits. Calcif Tissue Int 64 : 542-546, 1999

[11] Nakamura K, et al : Local application of basic fibroblast growth factor into the bone increases bone mass at the applied site in rabbits. Arch Orthop Trauma 115 : 344-346, 1996

[12] Nakamura K, et al : Stimulation of bone formation by intraosseous application of recombinant basic fibroblast growth factor in normal and ovariectomized rabbits. J Orthop Res 15 : 307-313, 1997

[13] Nakamura K, et al : Stimulation of endosteal bone formation by intraosseous local application of basic fibroblast growth factor in rats. Rev Rhum (English ed.) 64 : 101-105, 1997

[14] Nakamura K, et al : Stimulation of bone formation by intraosseous application of basic fibroblast growth factor in ovariectomised rats. Int Orthop 22 : 49-54, 1998

[15] Nakamura T, et al : Stimulation of endosteal bone formation by systemic injections of recombinant basic fibroblast growth factor in rats. Endocrinology 136 : 1276-1284, 1995

[16] Canalis E, et al : Effects of basic fibroblast growth factor on bone formation in vitro. J Clin Invest 81 : 1572-1577, 1998

[17] Kawaguchi H, et al : Transcriptional induction of prostaglandin G/H synthase-2 by basic fibroblast growth factor. J Clin Invest 96 : 923-930, 1995

[18] Rodan SB, et al : Opposing effects of fibroblast growth factor and pertussis toxin on alkaline phosphatase, osteopontin, osteocalcin and type I collagen mRNA levels in ROS 17/2.8 cells. J Biol Chem 264 : 19934-19941, 1989

[19] Jingushi S, et al : Acidic fibroblast growth factor (aFGF) injection stimulates cartilage enlargement and inhibits cartilage gene expression in rat fracture healing. J Orthop Res 8 : 364-371, 1990

[20] Scully SP, et al : The use of polymerase chain reaction generated nucleotide sequences as probes for hybridization. Mol Cell Probes 4 : 485-495, 1990

[21] Noda M, Vogel R：Fibroblast growth factor enhances type b1 transforming growth factor gene expression in osteoblast-like cells. J Cell Biol 109：2529-2535, 1989

[22] Kawaguchi H, et al：Local application of recombinant human fibroblast growth factor-2 on bone repair：a dose-escalation prospective trial on patients with osteotomy. J Orthop Res 25：480-487, 2007

[23] Kawaguchi H, et al：A local application of recombinant human fibroblast growth factor-2 for tibial shaft fractures：a randomized, placebo-controlled trial. J Bone Miner Res 25：2459-2467, 2010

8 应用间充质干细胞的骨再生

与软骨组织相比，骨组织的再生能力非常旺盛，一般的骨折治疗使用石膏固定等保守性治疗就能够治愈。但是，还有许多骨组织修复困难的病例，例如较大的骨缺损和应用不具有骨亲和性生物体材料治疗骨疾病后，通过采集自体干细胞，应用具有活跃增殖能力和多向分化能力的间充质干细胞（mesenchymal stem cell，MSC）的方法，非常容易而且有较广阔的应用前景。应用 MSC 骨再生的特点是，不仅通过细胞的移植使生物体内的骨组织进行修复，MSC 还可以在体外构建用于移植的组织。但是，这种体外构建的骨再生，是否与生物体内的组织相同，并且移植后是否能够很好地发挥骨组织的功能还需要进行验证。因此，首先对骨组织进行概述，在讨论一般性骨移植进行骨修复后，通过与这种骨移植进行对比的方式来论述使用 MSC 的再生医学。

8.1 骨组织特点

骨组织是由细胞和细胞外基质构成的，骨组织的细胞外基质（被称为骨基质）是由磷酸和钙的结晶紧密结合形成的，用化学式表示为 $Ca_{10}(PO_4)_6(OH)_2$，其化学名为羟基磷灰石（hydroxyapatite）。作为微量成分的羟基磷灰石并不是随机存在的，而是存在于Ⅰ型胶原蛋白的生物体高分子纤维之中的。这种纤维长约 300nm，宽约 1.5nm，并通过相互交错，形成又粗又长的纤维。这种纤维存在被称为 hole zone 的空隙，空隙中有羟基磷灰石结晶填充。骨基质蛋白成分的大部分是Ⅰ型胶原蛋白，还有其他各种各样的细胞因子和具有特异性骨钙素的骨诱导蛋白等。由于骨组织中存在上述的羟基磷灰石，所以这种骨组织与其他组织不同非常坚硬[1]。在显微水平，骨组织的微细结构（细胞以及细胞外基质）如下：细胞外基质的骨基质中存在骨小孔，其中含有骨细胞。骨基质的表面有成骨细胞存在，进行着非常活跃的骨生成。成骨细胞分化后被骨基质包裹成为骨细胞。骨生成是在骨被破坏吸收的位置发生，这个过程也被称为重塑。具有吸收骨作用的细胞为破骨细胞，是多核的细胞。与其他组织一样，骨组织中也存在着很多的血管和神经。根据宏观的水平观察，骨分为存在于长骨中央外侧的致密骨（皮质骨）和内侧靠近关节的像珊瑚的骨组织（松质骨）两种，其微细结构相同。骨组织中，重塑的代谢活动非常活跃，也就是说，成骨细胞的骨生成和破骨细胞的骨破坏（骨吸收）在不断地进行着。通常旧骨被新骨代替的现象在身体中所有骨存在的部位都会出现。在健康成人中，骨的生成和吸收保持着平衡，骨量是一定的，表面上好像没有发生什么变化，但是实际上在不断地进行着活跃的骨生成。

8.2　骨再生和骨移植

如上所述，人体本身就具有生成骨的能力，也就是具有内在性的骨再生能力。因此，通常在骨折和小范围的骨缺损时，可以不必通过给药和手术等外部的治疗而是通过患者自身的力量得到恢复。这与软骨不同，骨是自然修复能力非常强大的组织。但是，在大范围的骨缺损和复杂的骨折中一般不能自身愈合，而需要进行骨移植手术。

在骨移植中，有移植自体骨的方法（自体骨移植）、移植他人骨的方法（同种骨移植）以及移植人工材料的方法（人工骨移植）等（图 8.1A ～ C）。自体骨移植是骨再生中应用最多的方法，但是必须通过侵袭健康部位切取骨组织，而且存在取骨量有限等问题。而同种骨移植是使用可以贮藏的骨，具有能够大量使用的优点，但是还存在着制品的不均一性、移植免疫反应甚至很高的感染风险等问题。而人工骨是工业制品，能够稳定地进行供给，能够与疾病部位的形状相吻合，并且通过自动加工制作，非常实用。这些材料有羟基磷灰石、β－磷酸三钙（β–TCP）等，各种各样的人工制品能够作为医疗器材被批准甚至商品化。但是，这些人工骨是无机材料，所以，将其移植入体内而发挥新生骨生成的能力非常有限。

8.3　包含培养细胞的新骨移植（再生培养骨移植）

对于骨缺损部位和难治性骨折可以从患者身上获取新鲜的骨髓，通过在受损部位注入骨髓进行治疗。骨髓中除了有能向血球系细胞分化的造血干细

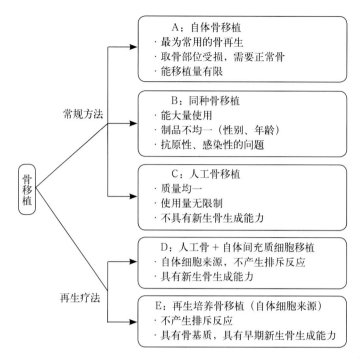

图 8.1　骨移植的选择（引自文献 1 的图，获得许可并进行转载）
培养间充质干细胞和人工骨的复合体以及再生培养骨成为新的选择。

胞之外，还含有能够向具有形成骨组织能力的成骨细胞和软骨细胞进行分化的 MSC[2]。也就是说，新鲜骨髓中含有的 MSC 能够在移植部位向成骨细胞分化，并且很可能分化后的细胞能够进行骨生成。但是，新鲜的骨髓含有的 MSC 是非常少的，并且其治疗效果也是有限的[3]。近些年，已经可以在体外培养骨髓细胞使 MSC 增殖。可以从少量的骨髓中增殖出足够数量的 MSC，通过利用这种培养细胞能够对许多的骨关节疾病进行治疗，这与使用新鲜骨髓细胞相比效果更佳。具体操作是通过培养 MSC 以及与和多孔陶瓷复合体共同移植来进行治疗（图 8.1D）。笔者等最先报道[4] 了这种人培养 MSC 复合体具有骨生成能力。而有关的临床病例，意大利的研究团队进行了报道[5]，并且把增殖的 MSC 向进行修复的组织构成细胞进行分化后用于治疗。实际上，将 MSC 在体外条件下分化为成骨细胞是可能的，而且通过这些分化的细胞能够产生细胞外基质，再对细胞／基质进行移植治疗，也就是说，通过组织工程学技术对体外培养组织进行应用（图 8.1E）[3]。在理论上讲，这个方法首先是要把受到损害的组织在体外进行重新构建。对通过这种方法构建的体外组织进行分析后发现，细胞中含有成骨细胞，骨基质内含有骨细胞，通过物理分析，骨基质内的结晶构造为含有碳酸的磷灰石（图 8.2）。也就是说，再现了上述生物体的骨构造，使用 MSC 在体外构建骨组织（再生培养骨）已成为现实。目前，笔者等应用人工培养的骨髓 MSC，在人工骨和人工关节的基础上形成再生培养骨。通过对这些组织进行移植，开始了各种骨关节疾病的治疗[10~12]。

8.4　再生培养骨的制作方法

8.4.1　关于 MSC

　　MSC 是具有向骨、软骨、脂肪、肌肉等结缔组织细胞分化能力的细胞。骨髓来源的 MSC 是最典型的，只要是有间充质组织可存在的地方，就能够从各种各样的组织中分离出来。但是与同样是骨髓来源的造血干细胞相比研究进展不快，尚有许多不明之处。在造血干细胞研究中由于与成纤维细胞显示相同的抗原性，即使采用表面抗原解析，鉴定也非常困难。干细胞这个定义包含了具有自我复制能力和多向分化能力两方面的能力，但是否能够运用于MSC 尚有许多疑问，因此一般多使用间充质细胞来称呼。

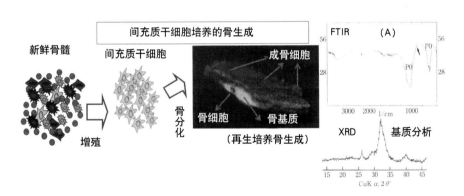

图 8.2　应用骨髓间充质干细胞进行体外骨（再生培养骨）的构建（引自文献
　　　　1 的图，获得许可并进行转载，参照插图 4）
虽然再生培养骨的厚度仅有数十微米，但是其表面不仅有成骨细胞，在骨基质中存在骨细胞。通过 FTIR 和 XRD 对骨基质进行分析，已证实其内含有羟基磷灰石，与生物体内存在的羟基磷灰石结构相同。

　　笔者等使用的 MSC 是骨髓来源的 MSC。笔者等主要在骨再生治疗中应用 MSC，所以骨髓来源是最合适的。像前述的那样各种各样的组织中都含有 MSC，其性质由于组织的不同而不同。在大鼠骨髓以及脂肪来源的 MSC 比较试验中，虽然单位细胞数和增殖能力是脂肪来源的 MSC 更佳，但是有关骨分化的能力还是骨髓来源的 MSC 比较高[13,14]。因此，使用哪个组织来源的 MSC，应该根据目的进行区分，更现实地进行考虑。

　　MSC 是用 Ficoll 和 Percoll 通过密度梯度离心，从骨髓中分离出单核细胞，使其浓缩。利用表面抗原用流式细胞仪和磁力珠进行分离，可进一步浓缩。但是，在临床应用中使用上述操作是非常困难的。原因是首先由于操作的增加出现失误的可能也相应增加，并且对这种细胞进行浓缩的操作较为烦琐，而且由于使用的物品增加，有必要对其安全性进行确认的操作也随之增加。因此，笔者等把获取的骨髓与培养基进行混合，采用直接接种培养的简单方法。实际上，通过这种方法培养的细胞，CD31、CD34、CD45、HLA−DR 阴性，CD29、CD44、CD73、CD90、CD105、CD166、HLAclassI 阳性，与 MSC 显示相同的抗原性，与通过 Ficoll 分离的单核细胞来源的 MSC 具有相同的特点和骨分化能力。

8.4.2　应用患者来源（自体）MSC 的骨再生的临床应用

　　现在，MSC 临床应用有两种方法。一种是以药物管理法为基础，通过治疗验证作为医药品或者医疗器械取得制造销售许可的方法。但是利用 MSC 的制品，由于目前还不存在，想要实现是非常困难的。另一种是，最终只是为了研究而使用的方法。由于临床研究是以医师法为基础的，所以应该交给医生进行判断。但是实际上如果不遵守 2006 年 7 月发布的《利用人干细胞进行临床研究相关指南（人干细胞指南）》就无法实施。由于笔者等在指南实施以前就进行了临床应用的研究，在施行的当初并没有必须遵从指南。但是现在如果要遵从指南，就必须在征求意见之后才能实施临床研究。

　　以下对从人骨髓中获得的 MSC 进行培养，之后制作再生培养骨的具体操作顺序进行介绍。

a．骨髓以及血液的采集、转运

　　首先，对患者进行 B 型肝炎病毒（HBV）、C 型肝炎病毒（HCV）、人免疫缺陷病毒（HIV）、成人 T 细胞白血病病毒（HTLV）的检查。从患者

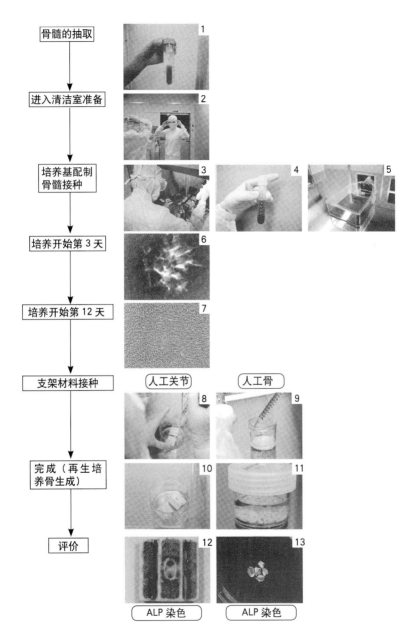

图 8.3　再生培养骨制作的步骤（引自文献 15 的图，已经获得许可并进行转载）

身上采集骨髓 10 ~ 20mL，与添加肝素的磷酸盐缓冲液进行混合（图 8.3-1），然后采集 400mL 血液为提取血清备用。把这些放在能在一定温度下进行保存的专用转运容器中，运送至 CPC。

b. MSC 培养

笔者等在穿上 CPC 专用的隔离衣后，进入 CPC（图 8.3-2）。取得的血液在 CPC 内分离血清，以 15% 浓度与抗生素一同添加入 α-MEM 培养基中（图 8.3-3）。骨髓在离心分离之后（图 8.3-4），把去除上清液的血细胞成分与培养基混合接种到培养瓶中（图 8.3-5）。经过数日之后，可观察到集落状的细胞增殖（图 8.3-6）。到了第 10 天左右能看到在培养瓶底面长满了 MSC 增殖细胞（图 8.3-7）。在此期间血细胞成分由于培养基的更换而逐渐消除。为了制作再生培养骨必须确保足够的细胞数，增殖之后的 MSC 从培养瓶中分离，可以通过传代接种到培养瓶上进行培养以达到增加细胞数的目的。

c. 在人工关节上进行再生培养骨的制作

首先把 MSC 从培养瓶上剥离，并调制成细胞悬浮液。把细胞悬浮液接种于人工关节与骨的结合面上（图 8.3-8）。笔者等使用的人工关节，是奈良县立医科大学骨科的高仓义典名誉教授独自研发出来的人工关节，与自体骨的结合面用氧化铝珠进行加工，细胞很容易附着（图 8.4A）。把细胞接种于这个加工面之后，静置于恒温箱上，不久之后细胞就会与人工关节进行结合（图 8.3-10）。在此之后，把人工关节完全浸入含有地塞米松、β-甘油酸、抗坏血酸的骨分化诱导培养基中，进行 2 周的培养。在培养结束的人工关节上，可确认再生培养骨的生成（图 8.3-12 以及图 8.4B）。由于一般的人工关节使用的是金属和铝瓷的生物体非活性材料，不容易与骨结合，导致人工关节置换后与自体骨之间存在松动的问题。因此，笔者等通过上述的方法尝试着解决这个问题。由于羟基磷灰石等的磷酸钙具有与骨直接结合的性质[16]，在人工关节上通过制作再生培养骨能够促进与骨的结合，而且具有了新生骨生成的能力。对置换后的病例进行随访，在具有再生培养骨的部分，可以观察到假体与骨的结合（图 8.4 下）。

d. 人工骨上再生培养骨的制作

如前所述即使单独应用也有其实用性，但是通常不具有骨诱导的能力，骨生成能力并不充分。因此利用添加有再生培养骨的人工骨，可以治疗骨肿

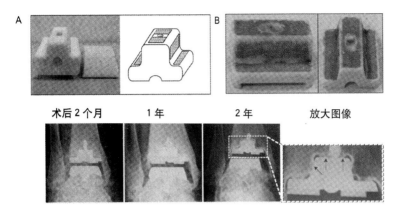

图 8.4 包含再生培养骨的铝制人工关节置换（引自文献 8 的图，已经获得许可并进行转载，参照插图 5）

A：为陶瓷的放大图像和被氢氧化铝珠覆盖的多孔板部分的模式图。B：为再生培养骨生成后的 ALP 染色阳性区出现于多孔板部分。下图为再生培养骨生成后向人工关节置换后的时序变化，并在多孔板部分产生了骨结合（箭头所指的部分）。

瘤和股骨头坏死等。

首先，把人工骨放入培养器皿中，在其上通过注入 MSC 的细胞悬浮液进行接种（图 8.3-9）。与人工关节一样，在骨分化诱导培养基中进行 2 周培养（图 8.3-11），在人工骨内以及人工骨表面形成再生培养骨。培养结束之后的人工骨上可发现成骨细胞的标志物碱性磷酸酶（alkaline phosphatase, ALP），可以确认成骨细胞的存在（图 8.3-13）。

图 8.5 显示了骨肿瘤刮除后，以羟基磷灰石作为再生培养骨的支架材料，使用的 3 个病例按时间顺序的 X 线影像以及 CT 影像[10]。培养骨的周围出现了新生骨，最终骨缺损部位得到了修复。支架材料是使用市场销售的羟基磷灰石陶瓷，由于病例不同，且需要与缺损部位形状相吻合来定制人工骨，所以材料的形状不同。图 8.5G-L 病例是膝关节下的肿瘤，再生培养骨移植后由于再次凹陷造成了关节面的不整齐。因此，在肿瘤刮除后，与关节相接的上部骨缺损部位事先以三维 CT 影像为基础，制作定制人工骨（图 8.5G）。在此基础之上，接种 MSC 以及使骨分化制作出定制再生培养骨，向缺损部位移植。在股骨头坏死的病例中，考虑到移植之后的再生培养骨可能会长入关节内，所以应用具有生物体吸收性的 β-TCP 陶瓷颗粒为支架材料制作再

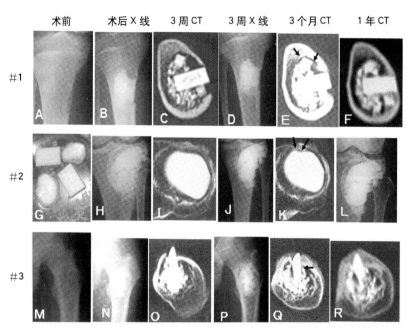

术前　术后 X 线　3 周 CT　3 周 X 线　3 个月 CT　1 年 CT

#1　A B C D E F

#2　G H I J K L

#3　M N O P Q R

图 8.5　骨肿瘤刮除后，应用羟基磷灰石进行再生培养骨移植的 3 个病例
（＃1～＃3）按时间顺序的 X 线影像以及 CT 影像（引自文献 10 的图，
已经获得许可并进行转载）
移植后早期可以观察到再生培养骨周围的骨钙化，最终骨缺损部位获得修复再生。

生培养骨。如图 8.6 所示，移植后 6 个月的 X 线影像中移植后的再生培养骨
周围与移植前相比已明显钙化，β-TCP 在吸收的同时也进行着活跃的
新骨形成[11]。股骨头坏死的病变是以血管缺血坏死为主要原因，通过 EMRI
（enhanced magnetic resonance imaging）还可以看到大量的血管再生（图 8.6
右图），因为移植后的 MSC 的一部分能够通过向血管内皮细胞的分化，进而
诱导新生血管的形成[11]。

8.4.3　再生培养骨移植后在生物体内的变化

如上所述，再生培养骨是由多种生物材料所构成的，培养骨安全性高，
临床应用效果良好。这种培养骨移植至生物体内后，对其是否具有生物活性
也就是形成新生骨的能力，必须进行验证，但是除了特别的病例外，想要取

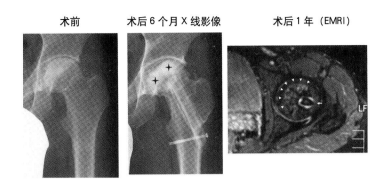

术前　　术后 6 个月 X 线影像　　术后 1 年（EMRI）

图 8.6 对于股骨头坏死病例，应用 β-TCP 再生培养骨移植和带有血管蒂的骨移植（引自文献 11 的图，已经获得许可并进行转载）

再生培养骨周围在移植后 6 个月可观察到有新生骨生成（星形符号）。在本病例中，股骨头下方可以观察到带状骨透过阴影，推测存在培养骨的填充不足，但是患者症状得到了明显改善。像右图所示的那样，移植后 1 年，可通过 MRI 看到旺盛的血管再生。

出移植的培养骨是非常困难的。笔者等将移植到患者身上的培养骨的一部分取出，为不发生免疫反应而将其移植到裸鼠皮下，并验证了新生骨的形成。在临床上使用的是相同的方法，从患者的骨髓取材后对 MSC 进行增殖，在羟基磷灰石或者 TCP 上进行骨分化诱导，制作再生培养骨。培养骨的形成用 ALP 等染色方法进行确认（其具体方法如上所述）。然后将这些培养骨移植到裸鼠皮下，8 周后取出。从 3 个病例（#a ~ #c）取材的组织标本如图 8.7A 所示。良好的骨生成（箭头）在 TCP 或者羟基磷灰石材料中产生。如图中所示的那样，骨组织达到了数百微米厚，比再生培养骨（数十微米）厚很多，确认了新的骨生成。为了证明这个新生骨是从移植的细胞而来的，需要对人 DNA 特异的 Alu 序列进行原位杂交（hybridization）。在新生骨中能看到这个序列（图 8.7B），人细胞也就是供体来源的细胞生成的新生骨，移植后继续在生物体内发挥其活性，能够确认具有骨生成的能力[17]。

8.5 备受期待的技术

在现在的临床治疗研究中，获取骨髓之后，可以通过培养使细胞增殖，之后可以进行移植。由于这个方法经过培养的过程，在移植治疗前都必须花费数周时间。未来如果想要普及这项技术，事先可以将培养的细胞进行冷冻，只要能够确定适当的冷冻保存液和冷冻保存后细胞的安全性等问题，必要的

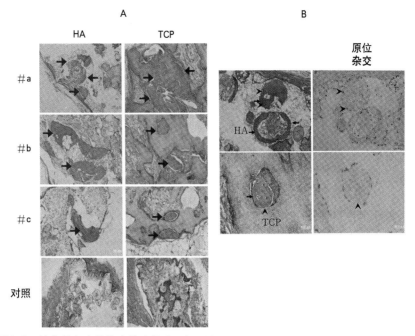

图8.7 培养骨在生物体内的变化（引自文献17的图，已经获得许可并进行转载）

把3个病例（#a～#c）的骨髓间充质细胞接种于羟基磷灰石或β-TCP上制作培养骨。制作的培养骨移植到裸鼠皮下，8周后取出（图A）。在对照组（只对陶瓷骨进行移植）中未见到骨生成。把一部分人DNA序列的Alu进行原位杂交（图B）。图A和图B的箭头显示新生骨，图B的箭头显示Alu阳性细胞。

时候就能够很迅速进行细胞移植。MSC比较容易进行冷冻保存，使用冷冻保存悬浮液后，无须使用特殊的冷冻方法，采用超低温冷冻库或者液氮可以冷冻保存细胞数年以上。笔者等冷冻保存细胞的生存率很高。有文献报道，冷冻保存的细胞可达到与冷冻保存前相同的骨分化能力[18]。

为了利用保存的细胞有必要确保其可追溯性，需要完整地记录与细胞有关的信息，以确定细胞的正确性，并需要对移植的细胞进行严格管理。利用STR（short tandem repeat）细胞标定法，能够有效预防细胞的错误提取。STR解析是通过对数个碱基重复序列的多型性进行解析，是一种在法医学领域非常实用化的技术。人们一般称之为DNA鉴定，用于犯罪搜查和亲子鉴定中特定的个人鉴定。基本上个体中所有细胞的STR模式都是相同的，并且不随着细胞的增殖和年龄的增长而发生变化，所以可以用来识别培养的细胞。

因此，在研究中各种保存细胞的细胞银行也在使用，笔者认为，未来一定能够导入试验性的 STR 解析[19]。

另一方面，既然要经过细胞培养这一过程，就不能缺少细胞培养设备。为了细胞移植治疗的普及，作为核心设施，各个医院中应该设有简易的 CPC 和隔离器。也可以在具有大规模培养能力的 CPC 中集中进行培养，并向各个医院供给细胞。但是在后者的情况下，必然会需要转运培养细胞。转运细胞是非常重要的步骤，有必要对转运温度、时间、悬浮液等进行检测。笔者等用从绿茶中抽取的儿茶素处理的 MSC，在 4℃下放置 4d 后仍具有很高的成活率和骨分化能力[20]。目前对安全性方面尚未进行验证，这种方法的实用化技术将成为很有前途的技术之一。

8.6　应用同种 MSC 的骨再生

8.6.1　使用同种细胞的基础研究

通常 MSC 具有免疫抑制效果，即使进行同种移植也不会引起免疫反应。但是笔者等对这个说法持有怀疑态度。在探讨骨再生的犬骨缺损模型中，发现了同种 MSC 的治疗效果[21]。但是，在这个报道中，究竟是移植细胞形成新骨，还是受体细胞被诱导后形成新骨，目前尚无定论。因此，笔者等为了探讨移植细胞的骨生成能力，进行将羟基磷灰石陶瓷和大鼠 MSC 进行混合，并移植到小鼠皮下的试验[22]。将来自 Fisher344（F344）大鼠的 MSC 移植到 F344 大鼠，可以看到新生骨的形成。通过给予免疫抑制剂，来自 Lewis 小鼠和 ACI 大鼠的 MSC 均能在 F344 小鼠的皮下实现骨生成。而在没有给予免疫抑制剂的情况下，来自 Lewis 大鼠和 ACI 大鼠的 MSC 完全不能引起骨生成。此结果显示，虽然 MSC 因免疫耐受而不会被诱导，但是仍具有免疫原性。为了表达促红细胞生成素而改变基因的 C57Bl/6 小鼠的 MSC 移植到 Balb/c 小鼠，在一过性的红细胞压积值上升之后很快下降[23]。也就是说，使用同种 MSC 的治疗，能够产生一过性效果，暗示由于被免疫排斥很难获得长期的效果。

8.6.2　使用同种 MSC 时的注意点

在 8.6.1 中涉及使用同种细胞的问题，强调了可能出现免疫排斥反应，但是并不表明同种细胞无法在骨再生医学中得到应用。也就是说，同种细胞在再生能力方面并不存在问题，如果能够控制其免疫反应，就能够使用。但是在使用时，有必要避免感染风险等安全上的问题。基本条件是确保细胞、组织加工制品的质量以及安全性，日本于 2000 年（平成十二年）出台了《以人或动物来源成分作为原料制造的医药品等的质量以及确保安全性的相关指南（医药第 0208003 号）》和附件 2《人来源细胞、组织加工医药品等的质量以及确保安全性的相关指南》。2008 年（平成二十年）进行了修订，修订文件内容为人来源相关内容（药品食品 0208003 号）和人同种来源（药品食品第 0912006 号）。这些"自体"和"同种"指南基本上都是相同的内容，主要的不同点是供体感染的标准。在自体的情况下，从患者以及制药医疗从事者的安全性考虑，"应该注意 B 型肝炎病毒、C 型肝炎病毒、人免疫缺陷病毒、成人 T 细胞白血病"。同时，即使是感染了上述病毒也并不是意味着禁止移植。另一方面，在同种的情况下，除了上述感染症外还对细小病毒 B19 明确地进行了排除，其他的病毒也应视情况进行排除。这样做的目的是在同种移植时尽量消除感染的风险。最近出台的各种人干细胞的指南（2010 年修正），都沿袭了上述两项指南的内容。以上述问题为基础，在细胞处理阶段，对同种细胞以及自体细胞都进行相同处理，可以保证后续的研究和应用。

8.6.3　用同种 MSC 进行的临床应用研究

目前，笔者等正在应用同种 MSC 细胞进行临床应用研究。对象是低磷酸酶症的患者，其特征是骨形成不全（图 8.8）。严重的情况下会导致呼吸不全，在出生后会早期死亡。本疾病是组织非特异性 ALP 基因异常所引起的常染色体隐性遗传性疾病。因此，无法用患者自身的 MSC 进行治疗。过去曾有应用同种骨髓移植和 MSC 移植的病例报道[24,25]，笔者等也使用骨髓移植进行同种 MSC 移植，适用于本病[26]。以患者的父亲为供体，采用与自体 MSC 相同的操作方法对 MSC 进行培养，采用人工骨制作再生培养骨。其父亲是基因变异的携带者，血清 ALP 值正常，结果证实了 MSC 具有骨分化能力。由于患者为婴幼儿，采集血清非常困难，所以在 MSC 培养的培养基中使用的不是自体血清而是胎牛血清。以前面所提到的《人来源细胞、组织加工医药品等的质量以及确保安全性的相关指南》以及《生物来源原材料基准（2003 年厚生劳动省告示第 210 号）》为参考，确认了血清来源的安全性，并且确保所使用的医疗药品原料均经过放射线灭菌处理。

患者在 8 个月时在应用抗癌剂和免疫抑制剂的情况下进行了骨髓、MSC

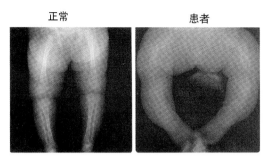

图 8.8 低磷酸酶症患者的临床症状（引自文献 27，已获得许可进行转载）
患者 6 个月龄时下肢 X 线像。长骨的短缩和弯曲，在骨端部位可以观察到凹陷（cupping）。

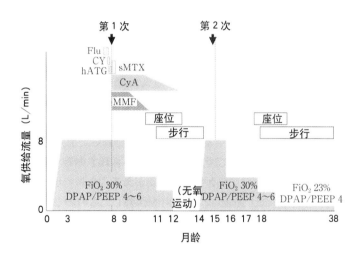

图 8.9 移植治疗以及呼吸状态的变化（引自文献 26，已获得许可进行转载）
由于呼吸不全进行 DPAP（正压通气），在进行同种骨移植、同种 MSC 和培养骨移植后，呼吸状况得到改善。后来再度出现呼吸状态恶化，通过 MSC 移植改善了呼吸状态。

和再生培养骨的移植。移植前需要进行呼吸管理，移植后马上就能观察到呼吸状况的改善，甚至暂时可以去掉人工呼吸机（图 8.9）。但是由于会出现再度呼吸状况的恶化，需要进行第二次 MSC 移植。第二次的移植直接把 MSC

经静脉输入，与第一次相同能够观察到呼吸状况的改善。全身以及肱骨的骨密度在移植后也得到了一定程度的改善，并确认是由于供体细胞引起的骨生成。虽然出现了临床症状的改善，但是未见到骨形态的改善，血清 ALP 也保持在低值的状态，未能完全根治疾病。

8.7　展望

对低磷酸酶症进行同种 MSC 移植，虽然有一定的效果，但是目前并不完美。因此，需要改变患者自体细胞的基因才能达到彻底治疗的效果，所以开始了用于治疗的基础研究[27]。低磷酸酶症患者的 MSC 在形态与表面抗原表型上与通常的 MSC 相同，并且具有向软骨细胞和脂肪细胞进行分化的能力。

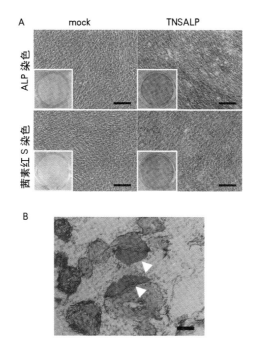

图 8.10　利用基因导入 MSC 治疗的基础研究

A：向低磷酸酶症患者导入正常的 ALP 基因后，ALP 显示出被染色，可以确认 ALP 的活性；对骨基质进行茜素红 S 染色后，骨基质也被染色，确认发生了钙化。

B：将基因转导的 MSC 与羟基磷灰石陶瓷进行混合后移植到小鼠皮下，能够观察到新生骨的生成。

但是，在骨分化方面，与疾病状态相关的 ALP 的活性非常低，无法正常形成钙化骨基质。向这种 MSC 中导入正常的 ALP 基因，ALP 的活性就会上升，钙化能力也将得以恢复（图 8.10A）。之后与人工骨混合，并移植到大鼠皮下能够观察到新骨的形成（图 8.10B）。这个结果表明，通过导入经基因治疗后的患者自体的 MSC，可能治疗其他的类似的基因异常性疾病。

近年来采用京都大学山中教授开发的诱导多能干细胞（induced pluripotent stem，iPS 细胞）制作技术，可以把基因异常患者的细胞制作成 iPS 细胞。笔者等报道了 MSC 是制作 iPS 细胞的有价值的细胞源[28]。由于 iPS 细胞在理论上具有构建体内所有细胞的能力，从经过基因修复的 iPS 细胞到制作出其他所需要的细胞，未来这一制作技术用于治疗的时代一定会到来。

使用患者 MSC 的骨再生是与奈良县立医科大学骨科进行的共同研究，得到了来自高仓义典名誉教授、田中康仁教授以及骨科各位专家的大力帮助，在此表示衷心的感谢。采用同种 MSC 的骨再生是与岛根大学医学部进行的共同研究，对该大学儿科的山口清次教授以及输血部的竹谷健讲师表示衷心的感谢。在患者间充质干细胞的培养和再生培养骨的制作中对产业技术综合研究所健康工程学研究部门以及组织再生工程学研究小组的诸位表示感谢。

（胜部好裕，弓场俊辅，大串　始）

文　献

[1] 大串　始：再生医療入門講座「骨・軟骨—再生医療の視点よりとらえた骨・軟骨の機能と構造」，再生医療学会誌 4(2)8：101-107, 2005

[2] Owen M：Lineage of osteogenic cells and their relationship to the stromal system. Bone and Mineral vol. 3, ed by Peck WA, Amsterdam, Elsevier, 1-25, 1985

[3] Ohgushi H, Caplan AI：Stem cell technology and bioceramics：from cell to gene engineering. J Biomed Mater Res 48(6)：913-927, 1999

[4] Ohgushi H, Okumura M：Osteogenic capacity of rat and human marrow cells in porous ceramics. Experiments in athymic (nude) mice. Acta Orthop Scand 61：431-434, 1990

[5] Quarto R, et al：Repair of large bone defects with the use of autologous bone marrow stromal cells. N Engl J Med 344(5)：385-386, 2001

[6] Ohgushi H, et al：In vitro bone formation by rat marrow cell culture. J Biomed Mater Res 32：333-340, 1996

[7] Kihara T, et al：Three-dimensional visualization analysis of in vitro cultured bone fabricated by rat marrow mesenchymal stem cells. Biochem Biophys Res Commun 316：943-948, 2004

[8] Ohgushi H, et al：Tissue engineered ceramic artificial joint—ex vivo osteogenic differentiation of patient mesenchymal cells on total ankle joints for treatment of

osteoarthritis. Biomaterials 26(22) : 4654-4661, 2005

[9]　Tohma Y, et al : Early bone in-growth ability of alumina ceramic implants loaded with tissue-engineered bone. J Orthop Res 24'(4) : 595-603, 2006

[10]　Morishita T, et al : Tissue engineering approach to the treatment of bone tumors : three cases of cultured bone grafts derived from patients' mesenchymal stem cells. Artif Organs 30(2) : 115-118, 2006

[11]　Kawate K, et al : Tissue-engineered approach for the treatment of steroid-induced osteonecrosis of the femoral head : transplantation of autologous mesenchymal stem cells cultured with beta-tricalcium phosphate ceramics and free vascularized fibula. Artif Organs 30(12) : 960-962, 2006

[12]　Takaoka T, et al : Histological and biochemical evaluation of osteogenic response in porous hydroxyapatite coated alumina ceramics. Biomaterials 17(15) : 1499-1505, 1996

[13]　Hayashi O, et al : Comparison of osteogenic ability of rat mesenchymal stem cells from bone marrow, periosteum, and adipose tissue. Calcif Tissue Int 82 : 238-247, 2008

[14]　Kato T, et al : Osteogenic potential of rat stromal cells derived from periodontal ligament. J Tissue Eng Regen Med 5(10) : 798-805, 2011

[15]　町田浩子ほか : 骨・軟骨の再生医療. Arthritis 3 : 4-9, 2005

[16]　Okumura M, et al : Osteoblastic phenotype expression on the surface of hydroxyapatite ceramics. J Biomed Mater Res 37(1) : 122-129, 1997

[17]　Matsushima A, et al : In vivo osteogenic capability of human mesenchymal cells cultured on hydroxyapatite and on beta-tricalcium phosphate. Artif Organs 33(6) : 474-481, 2009

[18]　Kotobuki N, et al : Viability and osteogenic potential of cryopreserved human bone marrow-derived mesenchymal cells. Tissue Eng 11 : 663-673, 2005

[19]　Kotobuki N, et al : Small interfering RNA of alkaline phosphatase inhibits matrix mineralization. Cell Tissue Res 332 : 279-288, 2008

[20]　Kashiwa K, et al : Effects of epigallocatechin gallate on osteogenic capability of human mesenchymal stem cells after suspension in phosphate-buffered saline. Tissue Eng Part A 16 : 91-100, 2010

[21]　Arinzeh TL, et al : Allogeneic mesenchymal stem cells regenerate bone in a critical-sized canine segmental defect. J Bone Joint Surg Am 85-A : 1927-1935, 2003

[22]　Kotobuki N, et al : In vivo survival and osteogenic differentiation of allogeneic rat bone marrow mesenchymal stem cells (MSCs). Cell Transplant 17 : 705-712, 2008

[23]　Eliopoulos N, et al : Allogeneic marrow stromal cells are immune rejected by MHC class I- and class II-mismatched recipient mice. Blood 106 : 4057-4065, 2005

[24]　Whyte MP, et al : Marrow cell transplantation for infantile hypophosphatasia. J Bone Miner Res 18 : 624-636, 2003

[25]　Cahill RA, et al : Infantile hypophosphatasia : transplantation therapy trial using bone fragments and cultured osteoblasts. J Clin Endocrinol Metab 92 : 2923-2930, 2007

[26]　Tadokoro M, et al : New bone formation by allogeneic mesenchymal stem cell transplantation in a patient with perinatal hypophosphatasia. J Pediatr 154 : 924-930, 2009

[27]　Katsube Y, et al : Restoration of cellular function of mesenchymal stem cells from a hypophosphatasia patient. Gene Ther 17 : 494-502, 2010

[28]　Oda Y, et al : Induction of pluripotent stem cells from human third molar mesenchymal stromal cells. J Biol Chem 285 : 29270-29278, 2010

9 应用骨髓间充质干细胞和陶瓷人工骨的骨再生

在很多情况下，骨折部位可以通过正确的固定得到自然愈合，说明骨组织具有非常好的再生能力。但是当出现血供不良的情况和产生某种程度骨缺损等条件不良的情况时，仅仅通过固定未必能够得到良好的疗效。在骨肿瘤和外伤等造成的骨缺损的治疗中，人们从很早之前就把自体骨移植作为黄金标准。但是由于自体骨移植存在并发症等很多问题，在日本合成的磷酸钙陶瓷人工骨于 20 世纪 80 年代在世界上率先进行了临床应用，并被广泛普及 [1]。这种陶瓷人工骨在很多情况下虽然具有直接与骨组织进行结合的骨传导能力，但是不具有形成骨组织的骨诱导能力，并且陶瓷有其特有的脆性，缺乏真骨那样的不易损坏的韧性，在临床应用方面还不如自体骨 [2]。

人工骨研究快速发展的时候正是组织工程学－再生医学备受瞩目之时，很多从事骨组织治疗的医生希望通过再生医学的方法开发出超越自体骨的骨缺损修复方法 [2]。而且随着医用影像技术、立体 CAD/CAM 技术高度发展，为每个患者提供骨再生医学的技术不再是梦想。在这里介绍利用定制人工骨进行骨再生的同时，笔者等应用细胞导入人工骨的技术对骨再生进行了临床试验，并观察了其应用效果。

9.1 通过定制人工骨进行骨再生

9.1.1 采用高孔隙率、孔隙连通多孔板的人工骨

在存在大的骨缺损时，骨自然修复困难，采用何种方式填充缺损部位并促进骨骼愈合，从古至今人们已经做过了很多尝试。最有代表性的方法是自体骨移植，目前仍然是一种标准的治疗方法。如果进行自体骨移植，在对病变部位进行手术时，采取患者自体的正常骨，移植到病变的骨缺损部位，也

表 9.1　高孔隙率、高连通性定制人工骨的特征

	NEOBON®	Apaceram-AX®	RIGENAS®	OSferion®	Superpore®
	Covalent Materials 公司	HOYA 公司	KURARAY MEDICAL 公司	OLYMPUS TERUMO BIOMATELALS 公司	HOYA 公司
组成	HA	HA	HA	β-TCP	β-TCP
孔隙率	75%	85%	75%	75%	75%
压缩强度	10MPa	2MPa	定向方向 14MPa 垂直方向 2MPa	2~5MPa	5~6MPa
微小结构					

各种样品都具有 75%~85% 的高孔隙率，分别具有不同的组成、微小结构和强度等特征。比例尺为 1 : 500μm。

就是移植"活体骨"，移植组织本身不仅包含有成骨细胞等骨生成细胞，还具有骨生成能力，可以获得相近的力学特征，自体骨移植是实用性和可靠性很高的方法。但是，取骨部位容易存在很多并发症，例如骨折或神经麻痹等，需要引起重视[3-5]。1980 年以后，有报道指出骨骼中无机物的主要成分是和骨直接结合的，这一研究克服了上述问题。无机物包括羟磷灰石 [hydroxyapatite，HA，$Ca_{10}(PO_4)_6(OH)_2$]、氢氧碳灰石、生物体内可吸收的 β-磷酸三钙 [beta-tricalcium phosphate，β-TCP，$Ca_3(PO_4)_2$]。主要成分是在 CaO 和 SiO_2 的玻璃基质中，含有氢氧碳灰石、硅灰石 (wallastonite，$CaSiO_3$) 的结晶 A-W 玻璃陶瓷等。之后各种生物陶瓷人工骨被开发出来，并应用于临床[6-8]，特别是其内部含有很多被称为"气孔"的小空隙的多孔人工骨，期待气孔内新生骨侵入原有骨后可以同化。有研究报道，在良性骨肿瘤切除之后，用海绵骨填补缺损具有很好的临床效果[9-12]。但是在最初开发时，因多孔陶瓷人工骨的气孔构造，陶瓷的中间会产生和封入气泡，也就是通常说的"浮石状"，使得气孔之间的连通性很低，气孔一直到底部，植入体内后并不能产生充分的气孔内骨长入 (bone ingrowth)，目前临床上已经确定，

气孔内新生骨只能侵入数毫米。1990 年以后，大部分新开发的多孔陶瓷人工骨应用了特殊的制造方法和工艺，具有高孔隙率（75% ~ 85%）和良好的气孔间连通性，几乎所有的气孔都具有与大孔径气孔间相连接的构造[14-17]。表 9.1 归纳了高孔隙率、高连通性人定制工骨的特征。这些高孔隙率、高连通性的人工骨在生物体内植入的早期（几周左右）就可以看到生长旺盛的气孔内骨形成。初期强度很弱，早期显骨长入，并且和原有骨融为一体。另外，临床试验证明，β-TCP 多孔人工骨和高孔隙率的羟基磷灰石人工骨，植入生物体内后，对人工骨本身进行吸收需要 1 ~ 10 年甚至更长的时间[18-21]。

9.1.2　定制人工骨：应用 CAD/CAM 技术使形状最佳化

通常临床广泛应用的多孔陶瓷人工骨是直径数毫米的颗粒、数厘米的圆柱或者立方体等普通形状组织块，还可以根据使用部位或手术需要定制特殊大小和形状（图 9.1）。除了脊椎的椎弓移植片和自体骨采集部位填充的髂骨移植片等特殊形状可以做人工骨外，常规的多孔陶瓷人工骨气孔内很难有骨生成，因此临床上这种组织块有效应用的机会很少。但是，如果可以采用高孔隙率、高连通性的人工骨，就可以采取新的方法对人工骨进行应用，其中之一就是可以针对患者个体的疾病状态制作出最佳形状的定制人工骨。

骨科所进行的自体骨移植，由于移植骨块的切取和移植是在一个手术中进行的，在术中必须将移植骨塑形成适当的形状，但是想获得准确的形状却非常困难。即使是使用人工骨，在术中也需要对成品形状进行加工，需要准备专业工具或外科设备。并且，同自体骨移植一样，准确的术中加工非常困难。术前如果能提前将人工骨加工成最适合的形状，优点将会有很多：不仅能避免自体骨切取所带来的并发症，而且手术精确度也能提高，还能缩短手术时间。目前，在脑外科领域，为修补肿瘤或外伤引起的颅骨缺损，目前已经有根据每位患者的头部 CT（computed tomography，计算机辅助断层摄影）图像制作特制形状的陶瓷人工骨，并可以采用商业化生产，临床经常使用[22]，但是很遗憾在骨科领域目前并未获得批准（图 9.1）。

近年来的工业制品大多利用 CAD 即电脑辅助设计，这种方法以三维 CT 数据为基础，利用电脑控制制作三维模型（CAM 法），模型确认后便可进行生产。具有代表性的三维 CAM 法有：①切割法。②光塑型法。③粉末烧结法。④喷墨法。切割法（切割快速成形技术，切割 RP）是以 CAD 数据为基础利用三维控制的立体铣刀（钻）将块状的固体材料切割成目标形状模型的方法，这种方法以木材和树脂为主，目前对陶瓷和金属的加工也可以采用这种方法。在口腔医学领域，用这种方法制作陶瓷牙冠已经很普遍。光塑型法是将液体的光硬化性树脂经过紫外线光的照射，以 CAD 数据为基础，利用光能选择性地将树脂硬化后，成为目标立体形状的高精度制作技术。粉末烧结法是利用3D 数据对粉末材料进行激光照射从而逐层烧结层积形成立体实物的方法。粉末材料多是尼龙、聚碳酸酯粉末等树脂，陶瓷和金属的加工也可以使用这种方法。喷墨法是利用喷墨喷嘴在平面内扫描，形成薄层进行层积的技术。例如，金属粉末或陶瓷粉末可以从喷墨的喷嘴里喷出，与其他材料相结合制成需要的模型。从加工的精度来讲，切割法和光塑型法最佳，其他的技术也可达到实用所需要的精度，逐渐地有新的加工装置在投入使用。笔者等希望将这些技术相对简单地应用到临床工作中来，作为陶瓷切割RP的使用方法引人注目，并尝试将其投入临床应用[23,24]。

　　骨折后的畸形需要进行骨角度矫正时，需要将骨截断，行畸形矫正并将其固定在合适的位置。开放式楔形截骨矫正术中植入自体骨移植物，通常将畸形的骨由单一面切断，加工自体骨移植物，移植到矫正部分的骨间隙中，进行畸形矫正。因此，笔者等根据患处术前的 CT 数据利用切割 RP 技术在术

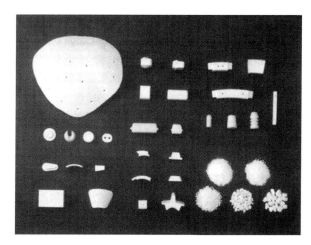

图 9.1　已经完成的人工骨制品的形态

显示了从颗粒状到各种形状的多种制品，左上是用于颅骨缺损修补的定制品之一（由 HOYA 公司提供）。

前加工多孔陶瓷人工骨。如果没有获得正确的移植骨片，就不能使畸形得到正确的纠正。上述的高孔隙率、高连通率陶瓷人工骨，由于具有优越的连通气孔隙结构，即使是块状植入体，也可以实现骨长入。玉井等报道采用高孔隙率、高连通性的 HA 陶瓷人工骨（由共价材料公司制造，NEOBONE，孔隙率75%），由于具有海绵骨数倍的压缩强度，适合术前加工，还具有一定的力学负载能力，因此在截骨矫正术中有较高的实用性。

图 9.2 显示了一位 48 岁女性，桡骨远端骨折治疗后畸形，术前应用 CT 影像和医用影像三维模型生成软件 Virtual Place－M（AZE 公司）以及三维模型加工集成软件 Magics 制作三维面骨模型[25]，术前进行了模拟开放式楔形截骨术，将患侧桡骨的三维骨面模型的近端和健侧的模型相匹配，远端也行同样的匹配。根据畸形中心位置信息的差异计算近端和远端的三维变形量。从这个三维变形数据可以计算出矫正的角度、骨切面以及矫正时产生的骨缺

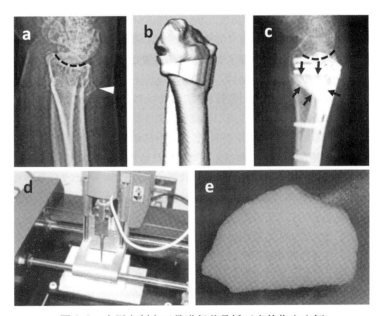

图 9.2　应用定制人工骨进行截骨矫正术的临床症例

女，48 岁，诊断为桡骨远端骨折畸形愈合，行截骨矫正术。a：骨折畸形愈合（箭头），关节面背倾（虚线）。b：术前利用 CT 数据进行三维重建后进行模拟截骨术，得到需要的人工骨 CAD 数据。c：术后拍摄侧位 X 线片，畸形得以正确矫正，关节面倾斜度正常（虚线），箭头处是移植的人工骨。d：根据 CAD 数据采用切割 RP 法进行人工骨的加工。e：制成的楔形骨移植物。

损形状即需要的人工骨形状。这样所得到的人工骨形状是以 3D-CAD 模型为基础，利用三维切削模型装置（3D 绘图仪 MODELAMDX-20，罗兰公司制造），对 NEOBONE 立方体材料切削后形成的移植用（50mm×50mm×10mm）楔形立方形植入体。应用这种方法制作的楔形立方形植入体，术中无须加工便可与截骨处实现完美吻合，从而获得正确矫正。10 个月后 X 线片显示，移植的骨块并未被压缩破坏，矫正位亦得以保持，骨组织也接近愈合。本法虽具有以往的产品能在医院内加工和应用的优点，但 CT 和 MRI（magnetic resonance imaging，磁共振成像）等临床图像的产生、利用 3D-CAD 软件进行的切割加工以及设计等，都是医生需要掌握的特殊技术，因此并未得到普及。而且，为了配合切割加工成特定形状，需要准备比植入体大的加工前材料，这一点也制约了这一技术的发展。如果能创立成本相对较低的加工系统，以及开发操作简便的专用软件，今后这项技术就有可能得以推广。另一方面，有报道称，应用三维立体喷墨技术，从喷嘴中喷出硬化液，在 3D-CAD 数据的基础上将 TCP 微粒子逐层硬化层积，可以形成三维制品。虽然其力学强度较弱，但可以在几小时内制作出从数厘米到数十厘米厚的任意形状的人工骨，并且能与生理活性物质复合，是一种非常值得期待和有待发展的技术。

9.1.3　定制人工骨支架用于骨再生治疗

　　陶瓷人工骨具有与骨组织直接结合能力和骨传导能力，在骨传导能力、形状特征和初期强度等方面具有一定特点，因此作为支架已在骨再生治疗领域得到应用。如前所述，高孔隙率、高连通性陶瓷人工骨不仅有利于血管和新生骨等再生时长入必要的组织，而且在液态环境下的悬浮细胞和骨生成因子也更容易导入。迄今为止，笔者等应用 NEOBONE 支架、复合间充质干细胞[27]和 BMP[28,29]后，也确定了其实用性。其他的高孔隙率、高连通性陶瓷人工骨也得到同样的试验结果[17,30]。另一方面，在临床上，国内外都有不少的病例应用陶瓷人工骨和间充质干细胞进行复合移植[31-33]。在这些成果的基础上，笔者等采用在大阪大学医学部附属医院未来医疗中心细胞培养设施，以良性骨肿瘤和患骨肿瘤类似疾病的患者为研究对象，进行了"将自体骨髓来源培养细胞导入人工骨来治疗骨疾病的临床试验"[34]。局麻状态下进行骨髓穿刺，从患者髂骨中抽取 15～50mL 的骨髓液。骨髓细胞在含有 15% 自体血清的 αMEM 培养基中培养 2～3 周，形成纺锤形，附着细胞增殖良好。这些细胞中约 90% 有增殖能力，具有细胞分化能力的间充质干细胞可以向成骨细胞等分化。将 NEOBONE® 在这些细胞的悬浮液中浸泡一晚，将细胞导入孔隙内，并附着在孔隙壁上。大约 2 周之后，用含有抗坏血酸、β- 磷酸甘油、地塞米松和 15% 自体血清的 αMEM 进行培养，使细胞向成骨细胞分化诱导，之后通过手术将其移植到骨缺损部位。

　　在这种临床试验中，应用前面叙述的人工骨 CAD/CAM 加工技术，根据患者的 CT 数据制成定制的人工骨，导入患者自体骨髓来源的间充质干细胞，之后进行移植（图 9.3）。

　　病例为 18 岁男性，因多发性内生软骨瘤（Ollier's disease），两个手指存在多处骨性隆起。X 线片和 CT 影像显示，中节指骨、近节指骨及掌骨皮质变薄并伴有膨大性病变，MRI 显示骨髓腔部分已全部被肿瘤侵入。为切除和修复右手食指近节指骨病变部位，采取以下步骤：①根据患处 CT 数据制作三维骨模型。②以三维骨模型为基础，将肿瘤连同大部分骨皮质切除后，设计能支撑近节指骨形态的人工骨，并以此制作 3D-CAD 数据（STL 文件）。③在 3D 数据的基础上对 NEOBONE® 进行切割加工。④在细胞培养中心（cell processing center，CPC）以定制人工骨为支架，制成患者自体骨髓来源间

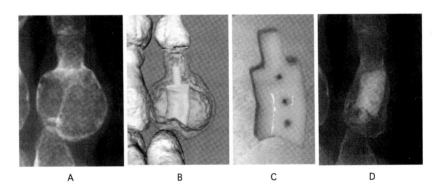

A　　　　　　　B　　　　　　　C　　　　　　　D

图 9.3　将自体培养间充质干细胞导入定制人工骨后对骨肿瘤切除术后骨缺损的治疗

病例：18 岁男性，多发性内生软骨瘤的患者。
A：右手食指末节由于内生软骨瘤明显扩张变形。B：根据患病部位的 CT 影像制作肿瘤切除后骨缺损的三维模型，设计符合这个缺损形状的支架。C：应用细胞培养技术培养自体间充质干细胞，并导入人工骨。D：移植后 10 个月的 X 线片。移植的细胞复合人工骨周围有新的骨皮质形成，变形状况得到改善。

充质干细胞导入人工骨。⑤肿瘤切除后，移植细胞导入人工骨修复缺损。术后3个月X线片显示，残存骨皮质重塑，内部出现骨硬化影像，显示了良好的融合性。手术后20个月后骨皮质的隆起得到矫正。CT影像显示，移植培养细胞导入人工骨和皮质骨生长良好。在外观上可以观察到隆起的消失，患者满意度很高。

在这个病例中，根据骨缺损的形状，与近节指骨近端的软骨下骨的形状相适应，制作出作为支架保留近节指骨整体形状的人工骨。与促进骨缺损修复的骨髓来源间充质干细胞结合后，能够获得骨缺损的良好修复效果。将这种方法应用于之前所叙述的截骨矫正手术，纠正畸形矫正后形成的较大骨缺损，特别是伴有骨皮质缺损的大型骨缺损，有较大的实用性，其应用前景值得期待。

9.2 骨再生医学的临床评价方法

应用这样的细胞制品的骨再生医学刚刚起步，临床的安全性、有效性客观评价报告尚未完成。笔者等的研究也只是作为一期和二期的临床试验。虽然在安全性和有效性两方面进行了评价，但对于安全性和有效性，尚没有标准的评价方法和指标，目前研究人员根据各种治疗方法、治疗对象的实际情况，沿用骨再生治疗的评价方法之外，还需要制定新的特定评价标准。以下是笔者等通过自体骨髓来源培养细胞导入人工骨的方法，治疗骨疾病的临床试验，结合实际进行的方法和成果，最终建立的安全性和有效性的评价方法。

9.2.1 安全性评价

将干细胞或加工细胞用于临床研究时，机体外的细胞培养过程中，不能完全否定培养期间微生物污染或肿瘤性转换的可能性。因此，作为临床试验研究对安全性进行评价的重点，感染及导致瘤性变的可能性非常重要，非常有必要设定相关的评价项目。笔者等在临床试验中观察了患者全身的生命体征及局部感染性和非感染性皮肤症状（如潮红、压痛、水肿、炎症），并进行了血常规、尿常规、心电图、影像学（X线、CT、MRI）等检查。在发现有不良症状时，尽量进行分类，其程度也按照某种客观标准进行评价。一般情况下，在癌症相关领域的临床试验中，可根据世界通用的《不良事件通用标准》（Common Terminology Criteria for Adverse Events, CTCAE）[37] 和

日本厚生劳动省的《药物等副作用分类标准》[1992 年（平成四年）6 月
29 日药安第 80 号，厚生省药物局安全科长通知][38]等。CTCAE 是美国国家
癌症委员会（National Cancer Institute，NCI）在癌症治疗评价规范中对于
不良事件按照程度进行的分类。现在，v4.0 日语 JCOG 版（简称：CTCAE
4.0-JCOG）已经公开发表，可以从日本临床肿瘤研究团队（Japan Clinical
Oncology Group，JCOG）的主页下载。这些标准是由日本、美国、欧洲医
药制品规范协会（ICH）研究所得出的，与世界通用的医学术语集 MedDRA
相呼应，在国际上通用。

9.2.2　有效性评价

　　另一方面，对培养骨有效性的临床评价是重要目标。关于骨再生效果的
临床评价标准目前尚未确立。根据常规人工骨移植术获得的经验，目前正在
探讨的临床评价标准包括对于多种骨再生能力的评价。具体包括：X 线等级
分类法、铝制梯度骨密度半定量法、双能量 X 线吸收测定法（dual-energy
X-ray absorptiometry，DXA）、CT 法、MRI 造影（用于对患肢功能的临
床评价）[39]、QOL 评价（SF-36，Japanese ver.1.2）等[40]。这些检查可以
显示骨愈合评价的时序性变化，下面对临床评价方法的可行性指标进行说明。

　　a.　利用 X 线进行等级分类

　　与常规的骨折治疗、自体骨移植或者人工骨移植一样，单纯 X 线双向观
察，可以判断骨愈合程度。移植细胞时如果使用凝胶、聚合体、胶原海绵等
材料，X 线可以完全透过，其骨缺损部分如果有骨生成，只要对缺损部分的
修复过程进行评价即可。在这种情况下可以利用评分系统，也可采用 Lane
和 Sandhu[41]进行的研究方法（表 9.2A）。这个评价系统是针对假关节和难
治性骨折等进行的再生医学评价，除了骨生成项目之外，还有骨愈合、重塑
等项目。使用陶瓷人工骨作为支架进行骨再生时，移植后部位的 X 线透过性
很低，缺损部几乎全部观察不到，所以 Lane 和 Sandhu 的评分系统无法评估。
不建议其将移植后的修复过程与刚手术后相比，建议将术后的变化作为评价
指标，这一点与观察不含细胞的陶瓷人工骨移植后变化的评价方法相同。为此，
笔者等将以前在陶瓷人工骨临床试验中作为评价标准所使用的等级分类[42]应
用于骨再生的临床试验（表 9.2B）。笔者等得到的结果是，采用 McNemar
检测，发现线性混合效果模型时序性改善比率明显上升，提示改善明确。应

用这种 X 线等级分类法进行骨再生评价，操作简便，侵袭性低，具有很高的实用性（图 9.4）。目前信州大学正在对青壮年的四肢良性骨肿瘤及骨肿瘤类似疾病手术切除后的骨缺损使用 β- 磷酸三钙作为载体，复合培养自体骨髓间充质干细胞进行移植修复的研究，其评价方式之一就是 X 线影像。研究发现，在填充 β- 磷酸三钙的周围出现均匀的影像。这里介绍的评价方法是定性评价，缺乏客观性，容易受主观因素影响。所以，在实际研究中评判者需要在不了解临床信息的情况下审阅相关的 X 线片，之后再进行评分，才有可能消除主观偏差。

b． 基于 DXA 的培养骨在移植部位的骨密度定量

DXA 是骨密度定量测定的方法，对能量水平有差异的检查对象进行照射，利用各个组织能量吸收率的差异，消除周围组织的影响，可对检查对象部位的骨密度进行准确的测定。在培养骨移植部位设定 ROI（region of

表 9.2　采用 X 线片的骨再生评价标准

A：实验性骨缺损治疗的 X 线评价标准

项目	分类	分数
骨生成	无	0
	形成了缺损部位的 25%	1
	形成了缺损部位的 50%	2
	形成了缺损部位的 75%	3
	形成了缺损部位的 100%	4
骨愈合	骨折线全部存在	0
	骨折线部分存在	2
	无骨折线	4
重塑	无	0
	骨髓腔的重塑	2
	皮质骨的完全重塑	4

B：陶瓷人工骨的骨缺损治疗评价标准

等级	分类	定义
0	骨溶解	移植部位周边的 X 线透过性升高
1	无变化	移植部位以及移植部周围的 X 线所见无变化
2	轻度愈合	移植部位 X 线的透过性轻度下降以及移植部位／周围骨间的骨透亮线消失
3	高度愈合	移植部位 X 线透过性明显下降以及人工骨颗粒间的界线消失

interest），对相同部位的骨密度有可能进行定量评价。最近应用于全身的DXA装置，可设定任意的ROI，可解析并用电脑保存下来，所以已作为特殊部位骨再生程度可重复性评价方法。根据笔者等的临床试验体会，受试者在进行时序性ROI骨密度测定时，和移植之后的值相比，可以观察到所有病例的骨密度都有时序性上升。最终观察时发现，有1例发生骨钙量降低，其后发生骨巨细胞瘤复发。因此证实，此方法能够敏锐反映骨再生的状况。特别是和手术后初期的数据相比可以显示变化量，并可绘制相应的图表，不仅在定量上，在视觉上也可以轻松把握其变化规律，因此被认为是很实用的评价方法。

c. MRI造影

多孔陶瓷人工骨等是对X线透光性很低的骨填充材料，当移植到骨缺损部位后，单纯依靠X线或者CT对移植部位生物体组织和新生骨的长入情况进行评价是有一定难度的。采用MRI造影来观察多孔陶瓷人工骨填充之后的

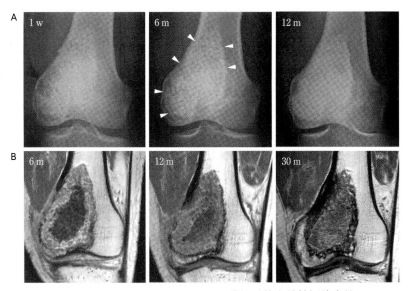

图9.4 自体培养的间充质细胞复合人工骨移植后的有效性评价方法
43岁男性左股骨骨巨细胞瘤患者，培养细胞复合人工骨移植后影像检查所见的变化。
A：X线片检查的时序性变化。与术后1周（1W）相比，术后6个月在移植部位周边为中心出现硬化的影像（箭头），判定为轻度愈合（2级）。术后12个月移植部位的细胞复合人工骨的颗粒间界线消失。整体上X线的通透性明显降低，判定为高度愈合（3级）。B：MRI造影的时序性变化。造影区域从边缘向中心逐渐扩大。

骨缺损区，从人工骨填充之后的造影区域周围，可见组织时序性向内部长入的影像[43]。造影区域边缘的最大距离，可以反映出血管组织长入移植部位的深度。这种造影区域虽然不能直接显示骨新生，但是骨再生必须有新生血管影像，因此这种方法成为重要的评价方法。笔者等进行的骨再生临床试验中，植入物移植后，通过实施时序性MRI造影检查，测定造影区域的边缘最大距离，发现所有病例都有增加，也就是说可以观察到造影范围的扩大（图9.4）。从这里可以看出，采用MRI的造影区域变化来作为骨再生良好的评价指标是可行的。而另一方面，这种指标并非反映骨再生，而是反映血管再生。所以单独应用MRI，不能区分肉芽肿形成、肿瘤的复发和骨再生，今后有必要进一步探讨。

d.　功能以及生活质量（QOL）评价

关于时序性患肢功能评价，作为骨肿瘤手术后的患肢功能评价法可采用Enneking功能评价法[39]。应用此评价方法要区分上肢和下肢，不能对上肢和下肢进行比较。同时，无论病变在哪个部位，都有相应的指标可以对四肢功能进行评价，目前已作为骨肿瘤术后功能评价的国际标准方法。笔者等的骨再生临床试验中，一部分的病例在治疗前的初期评价值是满分，所以存在改善程度不能评价的病例，但是可观察到大多数病例时序性数值的改善，应用后发现这种方法是较为实用的评价方法。

生活质量评价法可采用国际广泛应用的SF-36™（MOS 36-Item Short-Form Health Survey）。SF-36™可以测定健康相关的QOL（health related quality of life，HRQOL），在科学上具有可信性和安全性，运动器官的手术前后QOL评价具有实际效果。SF-36™不是与特定的疾病有关，而是与一般的健康状况有关，具体包括：①身体功能。②日常活动能力（身体）。③身体的疼痛。④整体健康情况。⑤活力。⑥社会生活功能。⑦日常活动功能（精神）。⑧心理健康。对于这8个健康方向进行询问测试。目前使用的标准版SF-36v2™是从原有的SF-36™（日文版version1.2）修订而来的[44]。无论是哪个版本，均是对日本国民的标准值进行了解读分析，以此为标准进行研究，可以探讨对象群体的健康状态。在笔者等的临床试验中，多数病例的病情都有改善的倾向，恶化的病例也确实存在。通过观察中位数的变化，观察到有改善的倾向，并不存在主观上的偏差。

e．其他

除了笔者等的临床试验外，对最大切割面 CT 值作为评价标准进行了探讨，标准铝制梯度也是简易的骨密度半定量法，但是这些指标都不能把握时序性变化。信州大学临床试验采用 CT 横断面求出移植部位的 CT 值／横断面积，是以移植部位的全部 CT 平均值作为评价指标的，评价指标是否有效，有待观察。

除了上述的评价项目之外，骨闪烁 SPECT（single photon emission computed tomography，单光子放射线电脑断层摄影装置）和 ^{18}F－P PET（positron emission tomography，阳离子发散型断层摄影装置）等对骨再生的核医学检查也正在被探讨[45,46]，是具有实用性、微创性的生物学评价方法。

定制人工骨作为支架并与自体骨髓间充质干细胞复合形成人工骨，尽管在技术上比较复杂，但可用于较大骨缺损和截骨矫正术。在外伤和肿瘤等大型骨缺损的修复中，采用这种干细胞再生医学技术将是一种实用性很高的技术。考虑到成本、质量管理、安全性等问题，而且骨再生医的临床研究目前仍处于起步阶段，这项技术广泛普及到临床实践仍旧有很多的问题有待解决。对于再生医学，社会以及医学界、产业界方面都有很高的期待，对其安全性和有效性进行科学评价是非常重要的。

（名井　阳，吉川秀树）

文　献

[1] 日本整形外科学会移植・再生医療委員会：整形外科における組織移植の現状（2005-2009年）．日整会誌 85：458-465，2011

[2] 日本ファインセラミックス協会：平成 16 年度（独）新エネルギー・産業技術総合開発機構委託 健康寿命延伸のための医療福祉機器高度化プログラム　身体機能代替・修復システムの開発 「生体親和性材料」の調査研究　修復再生機能を有する次世代人工骨調査研究報告書，3-70，2005

[3] Younger EM, Chapman MW：Morbidity at bone graft donor sites. J Orthop Trauma 3：192-195, 1989

[4] Banwart JC, et al：Iliac crest bone graft harvest donor site morbidity. A statistical evaluation. Spine 20：1055-1060，1995

[5] Arrington ED, et al：Complications of iliac crest bone graft harvesting. Clin Orthop 329：300-309, 1996

[6] Akao M, et al：Mechanical properties of sintered hydroxyapatite for prosthetic application. J Mater Sci 16：809-812, 1981

[7] Nakamura T, et al：A new glass-ceramic for bone replacement：evaluation of its bonding to bone tissue. J Biomed Mater Res 19：685-698, 1985

[8] ニューセラミックス懇話会バイオ関連セラミックス分科会編：2009 年度版骨補填材デー

タベース（CD-ROM 版）

[9]　Uchida A, et al：The use of calcium hydroxyapatite ceramic in bone tumour surgery. J Bone Joint Surg 72-B：298-302, 1990

[10]　Yoshikawa H, Uchida A：Clinical application of calcium hydroxyapatite ceramic in bone tumor surgery. Biomaterials and Bioengineering Handbook, ed by Wise DL, Marcel Dekker, New York, 433-455, 2000

[11]　Matsumine A, et al：Calcium hydroxyapatite ceramic implants in bone tumour surgery. A long-term follow-up study. J Bone Joint Surg Br 86：719-725, 2004

[12]　Shibuya K, et al：The medium-term results of treatment with hydroxyapatite implants. J Biomed Mater Res B Appl Biomater 75：405-413, 2005

[13]　Ayers RA, et al：Long-term bone ingrowth and residual microhardness of porous block hydroxyapatite implants in humans. J Oral Maxillofac Surg 56：1297-1301, 1998

[14]　Tamai N, et al：Novel hydroxyapatite ceramics with an interconnective porous structure exhibit superior osteoconduction in vivo. J Biomed Mater Res 59：110-117, 2001

[15]　Myoui A：Three-dimensionally engineered hydroxyapatite ceramics with interconnected pores as a bone substitute and tissue engineering scaffold. Biomaterials in Orthopedics, ed by Yaszemski MJ, et al, Marcel Dekker, New York, 287-300, 2003

[16]　小澤正宏，森川　茂：【吸収性生体材料の開発と臨床応用】β-TCP の特徴と臨床応用．関節外科 21：1494-1500, 2002

[17]　Sakamoto M, et al：Development of superporous hydroxyapatites and their examination with a culture of primary rat osteoblasts. J Biomed Mater Res A 82：238-242, 2007

[18]　Yamasaki N, et al：A comparative assessment of synthetic ceramic bone substitutes with different composition and microstructure in rabbit femoral condyle model. J Biomed Mater Res B Appl Biomater 91：788-798, 2009

[19]　Tamai N, et al：Novel fully interconnected porous hydroxyapatite ceramic in surgical treatment of benign bone tumor. J Orthop Sci 15：560-568, 2010

[20]　Chazono M, et al：Bone formation and bioresorption after implantation of injectable beta-tricalcium phosphate granules-hyaluronate complex in rabbit bone defects. J Biomed Mater Res A 70：542-549, 2004

[21]　Ogose A, et al：Histological assessment in grafts of highly purified beta-tricalcium phosphate（OSferions）in human bones. Biomaterials 27：1542-1549, 2006

[22]　土佐泰祥ほか：広範囲頭蓋骨骨欠損に対するカスタムメイド人工骨を用いた頭蓋形成術の有用性．日本頭蓋顎顔面外科学会誌 20：128-134, 2004

[23]　村瀬　剛ほか：肘過伸展外反変形に対して 3D コンピューターシミュレーションを用いて尺骨矯正骨切り術を行った一例．日本肘関節学会雑誌 11：53-54, 2004

[24]　岡　久仁洋ほか．3D-CAD モデルによるハイドロキシアパタイトインプラントの術前モデリングと 3 次元矯正骨切り術．中部整災誌 50：141-142, 2007

[25]　Lorensen WE, et al：Marching cubes：A high resolution 3D surface construction algorithm. Comput Graph 21：163-169, 1987

[26]　鄭　雄一：三次元造形と生理活性物質の革新による生体材料の高機能化．バイマテリアル-生体材料 27：9-16, 2009

[27]　Nishikawa M, et al：Bone tissue engineering using novel interconnected porous hydroxyapatite ceramics combined with marrow mesenchymal cells：Quantitative and three-dimensional image analysis/ceramic construct：comparison with marrow mesenchymal cell/ceramic composite. Cell Transplant 13：367-376, 2004

[28]　Kaito T, et al：Potentiation of the activity of bone morphogenetic protein-2 in bone

regeneration by a PLA-PEG/hydroxyapatite composite. Biomaterials 26：73-79, 2005

[29] Akita S, et al：Capillary vessel network integration by inserting a vascular pedicle enhances bone formation in tissue-engineered bone using interconnected porous hydroxyapatite ceramics. Tissue Eng 10：789-95, 2004

[30] Hattori H, et al：Bone formation using human adipose tissue-derived stromal cells and a biodegradable scaffold. J Biomed Mater Res B Appl Biomater 76B(1)：230-239, 2006

[31] Morishita T, et al：Tissue engineering approach to the treatment of bone tumors：three cases of cultured bone grafts derived from patients' mesenchymal stem cells, Artif Organs 30：115-118, 2006

[32] Kawate K, et al：Tissue-engineered approach for the treatment of steroid-induced osteonecrosis of the femoral head：transplantation of autologous mesenchymal stem cells cultured with beta-tricalcium phosphate ceramics and free vascularized fibula. Artif Organs 30(12)：960-962, 2006

[33] Marcacci M, et al：Stem cells associated with macroporous bioceramics for long bone repair：6- to 7-year outcome of a pilot clinical study. Tissue Eng 13：947-955, 2007

[34] 名井　陽, 吉川秀樹：骨の再生. 運動器の治療（最新整形外科学大系 3）, 越智隆弘編, 中山書店, 364-369, 2009

[35] 橋本伸之ほか：Ollier 病による手指変形に対するカスタムメイド人工骨の使用経験. 中部整災誌 53：123-124, 2010

[36] Kim SJ, et al：A multi-center, randomized, clinical study to compare the effect and safety of autologous cultured osteoblast（Ossron）injection to treat fractures. BMC Musculoskelet Disord 10：20, 2009

[37] 「有害事象共通用語規準 v4.0 日本語訳 JCOG 版」日本臨床腫瘍研究グループホームページ http://www.jcog.jp/doctor/tool/CTCAEv4J_20110425.pdf

[38] 「医薬品等の副作用の重篤度分類基準について」（平成 4 年 6 月 29 日薬安第 80 号 厚生省薬務局安全課長通知）. 厚生労働省ホームページ http://www.mhlw.go.jp/shingi/2005/10/dl/s1006-4f2.pdf

[39] Enneking WF, et al：A system for the functional evaluation of reconstructive procedures after surgical treatment of tumors of the musculoskeletal system. Clin Orthop 286：241-246, 1993

[40] 福原俊一：MOS Short-Form 36-Item Health Survey：新しい患者立脚型健康指標. 厚生の指標 46：40-45, 1999

[41] Lane JM, Sandhu HS：Current approaches to experimental bone grafting. Orthop Clin North Am 18：213-225, 1987

[42] 第 48 回厚生科学審議会科学技術部会, 資料 2-2「ヒト幹細胞臨床研究実施計画について」http://www.mhlw.go.jp/shingi/2009/01/dl/s0115-4c.pdf

[43] 中　紀文ほか：造影 MRI を用いた人工骨内への血管侵入度評価. 日整会誌 79：S580, 2005

[44] 福原俊一, 鈴鴨よしみ：SF-36v2™ 日本語版マニュアル. NPO 健康医療評価研究機構, 2009

[45] Lee SW, et al：Stem cell-mediated accelerated bone healing observed with in vivo molecular and small animal imaging technologies in a model of skeletal injury. J Orthop Res 27(3)：295-302, 2009

[46] Ullmark G, et al：Bone regeneration 6 years after impaction bone grafting：a PET analysis. Acta Orthop 78(2)：201-205, 2007

10 ◆ 应用多能干细胞的骨再生

　　对于骨缺损部位常规是应用自体骨移植法进行治疗，应用组织工程学方法可以实现有功能的骨组织再生。用于骨再生的移植物需要具备以下 5 点要素：①骨传导能力（将骨缺损部位周围的成骨细胞向移植物诱导的能力）。②骨诱导能力（将骨缺损部位周围的未分化细胞向成骨细胞方向诱导的能力）。③骨生成能力（在移植物上存在成骨细胞）。④无免疫排斥。⑤能耐受负荷。虽然自体骨移植法具备以上全部 5 项要素，但是存在供体方面的问题和移植组织量的局限性。

　　在解决骨再生医学问题中，应用干细胞的骨再生法受到广泛关注。目前相关研究已大力开展。干细胞分为成体干细胞和胚胎干细胞（embryonic stem cells，ES 细胞）两大类。ES 细胞是来源于早期胚胎内部细胞集落的细胞[1]。20 世纪 80 年代从小鼠中获得，90 年代从人早期胚胎中获得，ES 细胞的特征是几乎可以无限制地增殖（自我复制能力），并且具有可以分化构成个体的所有种类细胞的能力（pluripotency，多能性）。

　　在涉及骨骼系统的研究领域中，大约 10 年前已开展了由 ES 细胞向成骨细胞分化方法的研究。刚开始时，很少向骨再生医学应用方向研究，大多是关于骨生成过程的研究，特别是因 ES 细胞的确立而带来小鼠的基因改变，在骨生物学发展上发挥了很大的作用。目前为止，大部分关于 ES 细胞和骨再生的报告都是由 ES 细胞向成骨细胞有效分化诱导方法的研究。但是，近年来也在探讨 ES 细胞在体骨再生方面的应用。ES 细胞应用于再生医学的最大障碍就是由于使用早期胚胎而涉及的生命伦理问题和伴随异体移植的免疫排斥问题。

　　为解决上述两个问题，近些年特别受关注的是诱导多能干细胞（induced

pluripotent stem cells, iPS 细胞)。因为能够从体细胞制作出具有胚胎干细胞性质的细胞，期待可以解决生命伦理和免疫排斥问题。伴随着 iPS 细胞制作方法的发现，骨再生医学领域也开始研究有效的分化诱导方法。

为了将 ES 细胞和 iPS 细胞应用于骨再生，迄今为止所做的试验分为在生物体外（in vitro）和在生物体内（in vivo）两种，相关的问题和关于未来的展望阐述如下。

10.1 应用 ES 细胞的骨再生方法

10.1.1 来自 ES 细胞的体外成骨细胞分化诱导法

ES细胞是能分化成个体所有组织的细胞，换句话说，可以向所有方向分化。众所周知，实际上如果将 ES 细胞以未分化状态移植入生物体内，就会形成畸胎瘤。畸胎瘤是来源于 3 个胚层（内胚层、中胚层、外胚层）的多种细胞混合存在的肿瘤，这种畸胎瘤的形成可以是 ES 细胞具有多能性的一种证据。这一现象意味着 ES 细胞容易向无目标方向的分化。因此，为了将 ES 细胞应用于再生治疗，必须确立适当控制的方法使其向预计的方向分化。从安全性的观点出发，不允许将残留有形成肿瘤危险的未分化细胞返回入体内。

为了保留 ES 细胞的形态特征和原生质（自我复制能力和多向分化能力），需要在饲养细胞上接种细胞以及在含有白血病抑制因子（leukemia inhibitory factor，LIF）的培养基上进行培养[1]。为了使 ES 细胞向某一系统分化，最初步骤是从培养系统中去除饲养细胞和 LIF 开始，然后按照向各个系统分化的最适合的培养条件进行培养。

在 2001 年出台了关于 ES 细胞的成骨细胞分化诱导法的第一份报告[2]。这个方法即使是现在也被作为标准方法广泛使用。在去除饲养细胞后，含有维甲酸（不含有 LIF）的培养基悬浮培养 ES 细胞，使 ES 细胞形成细胞集落。在这个细胞集落中外胚层系、中胚层系和内胚层系所有系统的细胞都被诱导，称为类胚体。在胚胎样体形成方法中，除此以外的其他方法还有悬滴法（hanging drop），以及使用甲基纤维素的三维立体培养法[3]。在成骨细胞分化中，悬浮培养法或悬滴法被广泛应用。

其次，仿照间充质干细胞和第一代成骨细胞前体细胞的成骨细胞分化诱导方法[4,5]，将类胚体在含有抗坏血酸、β- 甘油酸、地塞米松的培养基（骨诱导培养基）中培养。用这种方法使 ES 细胞被诱导钙化，然后在钙化部分证实了存在成骨细胞分化标志物骨钙素的表达。

以这种方法为基础，将骨形成蛋白（bone morphogenetic protein, BMP）−2[6]、BMP−4[7]、康帕丁[6]、维生素 D_3[8] 或 leucine−rich amelogenin peptide[9] 加入骨诱导培养基后，发现钙化部分和成骨细胞分化标志物表达有所增加。并且，骨生成的重要信号通路发生活化，转录因子出现过量表达。据此，尝试诱导 ES 细胞向成骨细胞分化。过量表达小鼠 ES 细胞骨生成必需的转录因子 Osx（osterix）[10]，可以促进向成骨细胞分化[11]。笔者等使用 ES 细胞系统筛查后，在关于成骨细胞分化的信号因子组合中，发现了活性型的 ALK6 和 Runx2（runt−related transcription factor 2）[12]。ALK6 是 BMP 受体Ⅰ型的一种[13]，Runx2 是骨生成必需的转录因子[14]。应用腺病毒载体使这两种基因过量表达，在无血清骨诱导培养基中，在 10d 以内可以诱导由 ES 细胞向成骨细胞分化。

对于人 ES 细胞，可以采用与小鼠相同的类胚体和骨诱导培养基分化诱导法，因而能够诱导向成骨细胞的分化[15]。目前为止的报道都是以类胚体的形式向成骨细胞诱导分化，但是从 ES 细胞向成骨细胞诱导分化必须经过类胚体吗？2003 年，首次出现了关于不以类胚体形成为媒介的分化诱导报告，在不以类胚体为媒介从 ES 细胞向成骨细胞诱导分化时，表现出钙沉淀延迟现象[16]。之后研究报道，不经过类胚体形成，人 ES 细胞与小鼠 ES 细胞相比向成骨细胞的分化可以更早、更高效地进行[17,18]，向成骨细胞分化时，不经过类胚体形成的单层培养形式的分化更为有效[19]。综上所述，虽然分歧仍然存在，但是已经发现，类胚体形成并不一定是从 ES 细胞向成骨细胞分化所必需的。

10.1.2　应用 ES 细胞的在体骨再生

应用在体培养系统是否能够使 ES 细胞向成骨细胞分化，是否能够实现在体诱导"生理性"骨组织再生，相关的讨论仍存在分歧。将小鼠 ES 细胞接种于陶瓷支架上，在骨诱导培养基中培养 1～3 周之后，移植到免疫缺陷小鼠皮下后，未见骨形成[20]。而从人 ES 细胞制成的类胚体在骨诱导培养基中培养后，在聚乳酸载体上接种后，向免疫缺陷小鼠的背部皮下移植，发现钙化和成骨细胞标志物骨钙素的表达，但仍没有观察到具有成熟骨细胞的生理性

骨组织的生成 [5]。将人 ES 细胞分化的成骨细胞和 PLGA－羟基磷灰石 [poly（D.L－lactic－co－glycolic acid）/hydroxyapatite] 多孔材料与第一代人骨来源细胞共同培养，移植入免疫缺陷小鼠皮下，可以探讨其骨形成能力。结果发现，在移植人 ES 细胞来源的成骨细胞组中，发现了纤维样组织间散在分布的钙化骨样组织 [21]。

在在体骨再生方面，有研究探讨骨诱导培养基的最佳化和对信号因子的利用，以进一步促进有效的骨形成。如上所述，应用由人 ES 细胞制成的成骨细胞研究证实，应用 BMP-2 后可以增加骨生成量 [21]。并且已有报道称，在在体状态下，诱导人 ES 细胞有效骨生成的最佳骨诱导培养基，是在 KO-DMEM 中加入地塞米松和抗坏血酸后的培养基，对于分化诱导能力最佳，将在此培养基中培养的人 ES 细胞移植于免疫缺陷小鼠皮下，可以诱导旺盛的骨形成。应用信号分子将 Runx2 过量表达的 ES 细胞置于含有 BMP-2 的水凝胶中，然后移植入裸鼠的背部皮下，移植后 3 周可见钙化和有意义的成骨细胞标志物表达的增加 [35]。

关于上述一系列的结果，必须引起注意的是，不能使用特殊的添加物或信号因子，因为使用后在骨诱导培养基中诱导分化后的 ES 细胞在用于骨生成时，大部分没有观察到有骨生成，即使有也不能说是正常的骨组织，而是类似钙化物。同时也发现，使用由 ES 细胞直接诱导的成骨细胞在体内的骨生成能力是非常低的 [24]。

胚胎期生理性的骨发育过程分为结缔组织内骨化（图 10.1）和软骨内骨化（图 10.2）两种过程 [25,26]。结缔组织内骨化是由存在于结缔组织内的间充质细胞直接形成骨组织的过程，面骨和颅骨的一部分是以这种形式形成的。由 ES 细胞直接诱导形成的骨组织和成骨细胞，可以认为是模仿结缔组织内骨化的过程。另一方面，在软骨内骨化中，首先是未分化的间充质细胞在后来的骨生成部位聚集，中间部位的细胞分化成软骨细胞，伴随着细胞增殖和基质的产生，在生长后膨大成为肥大软骨细胞。存在于软骨膜的成骨细胞前体细胞，接受肥大软骨细胞分泌的各种各样生长因子的刺激，分化为成骨细胞，形成未来皮质骨的骨支架。之后血管长入初级松质骨，变成骨小梁和骨髓。也就是说，所谓的软骨内骨化就是最早形成软骨，再由软骨组织中的一部分逐渐替换成为骨组织的骨化过程。

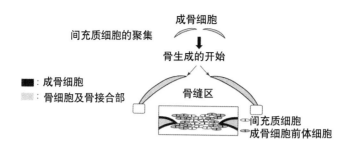

图 10.1　结缔组织内骨化

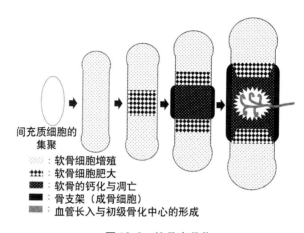

图 10.2　软骨内骨化

2008 年，有应用 ES 细胞模拟软骨内骨化过程在体内诱导骨生成[20]的报道。首先，将由小鼠 ES 细胞制成的类胚体接种到陶瓷载体上，之后在含有 TGF-β3 的软骨诱导培养基中培养 3 周，1/10 ~ 1/3 的细胞分化成为软骨细胞。最后，将此 ES 细胞来源的软骨细胞移植到免疫功能不全的小鼠皮下，发现有旺盛的骨生成。移植后大约 7 周开始出现肥大的软骨样细胞，在 14 周形成骨组织，在 21 周形成了超出软骨组织的骨组织。这些骨组织，因为有成骨细胞和骨细胞，与目前为止的其他报告不同。而且，如果将 ES 细胞来源的软骨细胞移植入小鼠颅骨直径为 8mm 的临界骨缺失部位，能够诱导出骨组织再生。

在采用 ES 细胞在体骨再生中，有关再生骨的性质和原位骨诱导再生这两方面，目前模拟软骨内骨化过程的方法是最佳的方法。出现肥大的软骨样细胞，之后逐渐替代骨组织，这一现象符合生理性软骨内骨化过程。肥大的软骨细胞在软骨内骨化中也与所谓的诱导骨基质形成的发育学观点相一致[27]。但是，在体内制成的软骨样组织中，并不是所有的细胞都成为软骨样细胞，实际上在安全性这方面目前仍存疑问。在一些试验组中仍可观察到畸胎瘤的形成。今后，为了进一步提高该方法的效率和安全性，为了去除未分化细胞，必须进行软骨样细胞的纯化。并且，这种方法能否适用于人 ES 细胞仍是很大的问题。在小鼠 ES 细胞中使用了的软骨分化诱导法，不能诱导来自人 ES 细胞的软骨细胞分化[20]。因此，首先确立来自人 ES 细胞的有效软骨分化诱导方法为当务之急。

10.2　应用 iPS 细胞的骨再生方法

10.2.1　来源于 iPS 细胞的体外成骨细胞分化诱导法

因为 iPS 细胞具有类似于 ES 细胞的性质，所以用于 ES 细胞的分化诱导法有可能同样适用于诱导 iPS 细胞向成骨细胞分化。有报告尝试以 ES 细胞建立的分化诱导法为基础，稍加改动，可以在体外诱导来自于小鼠 iPS 细胞向成骨细胞分化。

有报告尝试用腺病毒载体将转录因子 Runx2 导入小鼠 iPS 细胞，结果有效诱导了向成骨细胞的分化[28]。用腺病毒载体使 Runx2 过量表达的类胚体用成骨性培养基培养后，与未导入组相比，Runx2 导入组中碱性磷酸酶活性增加约 50%，钙含量增高了 8 倍。虽然采用病毒载体导入成骨因子的方法有效，但是在安全性方面仍存疑问。与逆转录病毒等不同，腺病毒载体因为没有编入到基因组 DNA 上，因此是安全的，但是关于转基因编入的研究需要谨慎进行。

有报告指出，多酚抗氧化物质的一种白藜芦醇（resveratrol）促进了来自小鼠 ES 细胞的成骨细胞分化[29]。已经发现，坚果、葡萄、红葡萄酒中含有白藜芦醇，涉及安全性的问题较少。

关于从小鼠 iPS 制成的间质干细胞样细胞向成骨细胞分化诱导也在进行探讨[30]。将由 iPS 细胞制成的类胚体体用 TGF-β1 和维甲酸处理，制作出间充质干细胞特异性标志物表达的间充质干细胞样细胞。可以通过将此细胞在骨生成培养基中培养后进行诱导钙化。在诱导的细胞中，同样也显示出了成骨细胞标志物的基因表达。

如上所述，所谓来自 iPS 细胞的体外成骨细胞分化诱导法，基本上沿袭了 ES 细胞培养的方法。但是，因为不是所有的细胞都定向分化，我们可以预想到移植入体内以后畸胎瘤发生率将较高。与 ES 细胞一样，为建立有效的分化诱导法，有必要完善分化后细胞的纯化方法。

10.2.2   应用 iPS 细胞后的在体骨再生

前面所叙述的白藜芦醇的效果在体内试验也得到了证实[29]。将由 iPS 细胞制成的类胚体在骨诱导培养基中培养 7d 后注入裸鼠的皮下，然后将小鼠分为摄取白藜芦醇组和非摄取白藜芦醇组，分别饲养 6 周。在摄取白藜芦醇组的移植细胞中，作为成骨细胞分化标志物的骨桥蛋白表达明显上升，因此，提示白藜芦醇在体内的骨生成诱导能力。

将由 iPS 制成的成骨细胞样细胞移植入小鼠皮下，以研究其体内骨再生能力[31]。从 iPS 细胞制成类胚体，在骨诱导培养基中培养 2 个月后，接种于外科用的 Gelfoam 海绵材料上，再移植入 ICR 小鼠背部皮下。移植 3 个月后的解剖证实了 Gelfoam 海绵内的钙化，以及作为成骨细胞标志物的骨钙素和骨唾液黏蛋白的表达以及血管的新生。并且，直到移植 3 个月后都没有发现有肿瘤的形成。

2011 年，应用使核基质 SATB2 过量表达的小鼠 iPS 细胞，在免疫功能缺陷小鼠颅骨临界骨缺损模型中诱导了骨再生[32]。应用 iPS 细胞，第一次成功地在原位模型中实现了骨再生。2006 年有报道证实，SATB2 与骨生成重要的转录因子 Runx2 和 ATF4 相互协调，对于骨生成有促进作用[33]。首先，按照一般通用的法则由 iPS 细胞形成类胚体，应用逆转录病毒载体使 SATB2 在类胚体中过量表达。之后，在成骨培养基中培养 2 周，接种于特定载体后，移植到小鼠颅骨的骨缺损部位。与没有 SATB2 过量表达组相比，在移植 SATB2 过量表达的 iPS 细胞组，证实了有意义的骨再生。组织学分析发现，在术后 5 周骨髓腔的再生骨几乎覆盖了骨缺损部位。同时应该特别强调的是，在移植了使 SATB2 过量表达的 iPS 细胞组中几乎没有肿瘤形成。从这些结果看，这一研究克服了应用 iPS 细胞时的最大障碍。但是所有 SATB2 过量表达的 iPS 细胞并没有显示完全分化成为成骨细胞，肿瘤未形成的机制尚不清楚。

10.3　ES 细胞和 iPS 细胞应用于骨再生时的问题及其解决方法

　　如前所述，存在于早期胚胎的胚胎干细胞（ES 细胞）几乎可以无限制增殖，具有能分化成体内所有细胞的能力。但是，在应用 ES 细胞时有 4 个问题需要解决：分化效率低、因残存未分化细胞而形成的畸胎瘤、异体移植的排斥反应以及因应用人早期胚胎而产生的伦理问题。为了解决伴随低分化效率继发的畸胎瘤形成问题，在体外诱导时需要建立有效分化方法以及必须进行分化后的细胞选择法的开发。当然，在应用于临床时，必须把肿瘤形成的可能性控制在无限接近于零。因此，有必要完全去除未分化细胞，达到这一目的的机器开发是必要的。因为到目前为止仍缺少实用化的标志物，所以有必要确定成骨细胞或软骨细胞特异性表面标志物。关于排斥反应，有必要建立适合所有患者 HLA 的 ES 细胞库[34]。

　　近年来，受人关注的 iPS 细胞由于可以由自体细胞制成，同时保留有 ES 细胞的优点，因此在某种程度上能够解决排斥反应和伦理问题。但是最近，加利福尼亚州圣地亚哥大学研究团队应用小鼠试验证实，即使是自体细胞来源的 iPS 细胞仍具有免疫原性[35]。他们将个体间遗传背景相同的 C57BL/6 小鼠成纤维细胞，采用逆转录病毒载体，将未编入基因组的游离基因进行初始化并制作出 iPS 细胞。无论是何种方法制成的 iPS 细胞，如果移植到 C57BL/6 小鼠中，畸胎瘤细胞都被免疫系统排斥，发现有肿瘤细胞坏死和肿瘤缩小的现象。而且，从被免疫系统排斥的畸胎瘤基因表达图谱中可以确定引起免疫原性的基因。这项研究结果提示，即使是患者来源的 iPS 细胞也有必要评估其免疫原性后方可使用。而且，与 ES 细胞一样，有必要解决关于分化效率的问题和畸胎瘤形成的问题。

　　在 iPS 细胞应用于再生医学时，还有必要将表观遗传学的控制也列入考虑范围内。所谓表观遗传学，就是指在 DNA 核苷酸序列不变的情况下，遗传性及可逆性基因表达发生变化，在染色体和组织蛋白等蛋白质的翻译时出现不同的修饰基因的表达。伴随着 iPS 细胞的发现，有关体细胞获得未分化性（初始化）及表观遗传学的研究逐渐成为热点。诱导初始化基因沉默的表观遗传学控制被称为表观遗传学障碍，克服这种障碍后，初始化的效率将有所提升[36-38]。

　　近年来发现，染色体和组织蛋白等蛋白质的翻译后修饰状态在初始化之后并不完全与 ES 细胞状态相同，这一现象被称为表观遗传学记忆（epigenetic memory）。这种表观遗传学记忆受初始化细胞分化的影响。例如，诱导骨分化时，由与骨组织具有相同来源的成纤维细胞制成的 iPS 细胞，与来自血液细胞的 iPS 细胞相比，能够更有效地向成骨细胞分化[39]。相反，成纤维细胞来源的 iPS 细胞向血液细胞的分化不佳。应用核移植由成纤维细胞制成的 ES 细胞不管是向成骨细胞还是向血液细胞都能够有效分化[39]。因此，从分化诱导的观点看，用再生的细胞或者与之相同系统的细胞制成 iPS 细胞，或用核移植而制成的 ES 细胞将更为高效[39]。

10.4　未来展望

　　ES 细胞与间充质干细胞一样，均有可能成为骨软骨再生时理想的细胞来源。目前，基础研究者与临床专家正在共同开发 ES 细胞应用于再生医学的方法。iPS 细胞的发现解决了 ES 细胞应用于临床时的最大障碍，ES 细胞所获得的经验得到了最大限度的活用，iPS 细胞应用于医疗的研究呈现高速发展的势头。目前为止进行的基础研究中，为了将这些细胞应用于临床，研究已经更接近于实用的效果。

　　之后的一个问题是，迄今为止的研究成果只有上述这些吗？笔者的观点是，干细胞不是万能的。为了使用 ES 细胞和 iPS 细胞需要跨越的难题很多。即使是现在，仍然只是处在摸索阶段，旨在探讨更为安全和更为有效的细胞应用方法。

　　多能干细胞无疑是未来最有希望的一种细胞源，但如果考虑到现阶段的安全性，目前只适用于没有替代治疗的若放任不管确实会死亡的疾病。由于多能干细胞应用具有一定的风险，而且大多数骨组织疾病无法与生死问题相比，大部分只是影响生活质量，所以还必须考虑患者是否选择将其作为治疗方法。

　　笔者等认为，在使用多能干细胞以及干细胞时必须考虑到，并非所有骨组织缺损部位都要治疗。比如在小型缺损中，发挥缺损部位周围细胞的再生能力，不移植细胞也有修复缺损部位的可能性。因此，在把应用干细胞和体细胞进行复杂的再生疗法作为目标之前，重要的是建立更简单的治疗方法。

干细胞的使用在再生医学中并不是终极目的，需要根据每个人的病症不同选择最佳的治疗方法。因此，需要比目前的研究结果更加脚踏实地地积累基础知识和临床经验。

ES 细胞和 iPS 细胞的研究不仅涉及再生医学，这些细胞的建立与其他再生医学相同，可能在更高层次向基础生物学方向发展。关于 ES 细胞是怎样维持未分化性以及怎样向某一系统进行分化这一点，与生命的根本息息相关。而且研究发现，所谓的体细胞初始化在生理情况下是不能发生的，对于生理发生过程机制的阐明所带来的冲击是难以预测的。积累这些基础知识，那么将来一定会在医疗上带来巨大的贡献。因此，要向医学、生物学、工学、药学、医疗经济、医疗伦理这些与再生医学相关的所有学术领域看齐，有必要以超越现状的状态积极推进多个领域的共同研究。笔者等认为只有跨领域的研究体制才能开拓实现再生医学的新途径。

（大庭伸介，郑　雄一）

文　献

[1] Bradley A：Production and analysis of chimaeric mice. in Teratocarcinomas and embryonic stem cells, ed by Robertson EJ, Oxford, IRL Press, 113-151, 1987

[2] Buttery LD, et al：Differentiation of osteoblasts and in vitro bone formation from murine embryonic stem cells. Tissue Eng 7：89-99, 2001

[3] Keller GM：In vitro differentiation of embryonic stem cells. Curr Opin Cell Biol 7：862-869, 1995

[4] Jaiswal N, et al：Osteogenic differentiation of purified, culture-expanded human mesenchymal stem cells in vitro. J Cell Biochem 64：295-312, 1997

[5] Pittenger MF, et al：Multilineage potential of adult human mesenchymal stem cells. Science 284：143-147, 1999

[6] Phillips BW, et al：Compactin enhances osteogenesis in murine embryonic stem cells. Biochem Biophys Res Comm 284：478-484, 2001

[7] Kawaguchi J, et al：Osteogenic and chondrogenic differentiation of embryonic stem cells in response to specific growth factors. Bone 36：758-769, 2005

[8] zur Nieden NI, et al：In vitro differentiation of embryonic stem cells into mineralized osteoblasts. Differentiation 71：18-27, 2003

[9] Warotayanont R, et al：Leucine-rich amelogenin peptide induces osteogenesis in mouse embryonic stem cells. Biochem Biophys Res Comm 367：1-6, 2008

[10] Nakashima K, et al：The novel zinc finger-containing transcription factor osterix is required for osteoblast differentiation and bone formation. Cell 108：17-29, 2002

[11] Tai G, et al：Differentiation of osteoblasts from murine embryonic stem cells by overexpression of the transcriptional factor osterix. Tissue Eng 10：1456-1466, 2004

[12] Ohba S, et al：Identification of a potent combination of osteogenic genes for bone regeneration using embryonic stem（ES）cell-based sensor. FASEB J 21：1777-1787,

[13] Chen D, et al : Bone morphogenetic proteins. Growth Factors 22 : 233-241, 2004

[14] Komori T, et al : Targeted disruption of Cbfa1 results in a complete lack of bone formation owing to maturational arrest of osteoblasts. Cell 89 : 755-764, 1997

[15] Bielby RC, et al : In vitro differentiation and in vivo mineralization of osteogenic cells derived from human embryonic stem cells. Tissue Eng 10 : 1518-1525, 2004

[16] Sottile V, et al : In vitro osteogenic differentiation of human ES cells. Cloning Stem Cells 5 : 149-155, 2003

[17] Karp JM, et al : Cultivation of human embryonic stem cells without the embryoid body step enhances osteogenesis in vitro. Stem Cells 24 : 835-843, 2006

[18] Duplomb L, et al : Differentiation of osteoblasts from mouse embryonic stem cells without generation of embryoid body. In Vitro Cell Dev Biol Anim 43 : 21-24, 2007

[19] Karner E, et al : Bone matrix formation in osteogenic cultures derived from human embryonic stem cells in vitro. Stem Cells Dev 16 : 39-52, 2007

[20] Jukes JM, et al : Endochondral bone tissue engineering using embryonic stem cells. Proc Natl Acad Sci USA 105 : 6840-6845, 2008

[21] Kim S, et al : In vivo bone formation from human embryonic stem cell-derived osteogenic cells in poly (d,l-lactic-co-glycolic acid)/hydroxyapatite composite scaffolds. Biomaterials 29 : 1043-1053, 2008

[22] Kuznetsov SA, et al : In vivo bone formation by progeny of human embryonic stem cells. Stem Cells Dev 20 : 269-287, 2011

[23] Kim MJ, et al : Encapsulation of bone morphogenic protein-2 with cbfa1-overexpressing osteogenic cells derived from human embryonic stem cells in hydrogel accelerates bone tissue regeneration. Stem Cells Dev 20 : 1349-1358, 2011

[24] Jukes JM, et al : Skeletal tissue engineering using embryonic stem cells. J Tissue Eng Regen Med : 165-180, 2010

[25] Nakashima K, de Crombrugghe B : Transcriptional mechanisms in osteoblast differentiation and bone formation. Trends Genet 19 : 458-466, 2003

[26] Kronenberg, HM : Developmental regulation of the growth plate. Nature 423 : 332-336, 2003

[27] Chung UI, et al : Indian hedgehog couples chondrogenesis to osteogenesis in endochondral bone development. J Clin Invest 107 : 295-304, 2001

[28] Tashiro K, et al : Efficient adipocyte and osteoblast differentiation from mouse induced pluripotent stem cells by adenoviral transduction. Stem Cells 27 : 1802-1811, 2009

[29] Kao CL, et al : Resveratrol promotes osteogenic differentiation and protects against dexamethasone damage in murine induced pluripotent stem cells. Stem Cells Dev 19 : 247-258, 2010

[30] Li F, et al : Derivation of murine induced pluripotent stem cells (iPS) and assessment of their differentiation toward osteogenic lineage. J Cell Biochem 109 : 643-652, 2010

[31] Bilousova G, et al : Osteoblasts derived from induced pluripotent stem cells form calcified structures in scaffolds both in vitro and in vivo. Stem Cells 29 : 206-216, 2011

[32] Ye JH, et al : Critical-size calvarial bone defects healing in a mouse model with silk scaffolds and SATB2-modified iPSCs. Biomaterials 32 : 5065-5076, 2011

[33] Dobreva G, et al : SATB2 is a multifunctional determinant of craniofacial patterning and osteoblast differentiation. Cell 125 : 971-986, 2006

[34] Jukes JM, et al : Potential of embryonic stem cells for in vivo bone regeneration. Regen Med 3 : 783-785, 2008

[35] Zhao T, et al : Immunogenicity of induced pluripotent stem cells. Nature 474 : 212-215, 2011

[36] Huangfu D, et al：Induction of pluripotent stem cells by defined factors is greatly improved by small-molecule compounds. Nat Biotechnol 26：795-797, 2008

[37] Huangfu D, et al：Induction of pluripotent stem cells from primary human fibroblasts with only Oct4 and Sox2. Nat Biotechnol 26：1269-1275, 2008

[38] Shi Y, et al：A combined chemical and genetic approach for the generation of induced pluripotent stem cells. Cell Stem Cell 2：525-528, 2008

[39] Kim K, et al：Epigenetic memory in induced pluripotent stem cells. Nature 467：285-290, 2010

骨骼肌和半月板

11 ✦ 骨骼肌的再生

　　骨骼肌损伤是职业运动员或一般人在日常生活中遭遇到的外伤，特别是在运动外伤中占有相当大的比例（10%～55%）[1]。普遍认为，骨骼肌是修复能力很高的组织，受损的骨骼肌通过保守治疗就可能自然修复。实际上轻微的骨骼肌损伤，其受损部位会自然修复。然而在超过修复能力的重度损伤以及年龄较大患者修复能力低下的情况下，损伤部位会形成瘢痕组织，由于肌修复不充分，常会产生肌力低下，疼痛残留，反复发生再断裂。若陷入这种状态，运动员不仅比赛发挥差还会危及生命，而对于老年人，由于损伤后骨骼肌数量减少，肌力、功能低下，这是导致需要看护状态的主要原因，造成了很大的经济上以及人力上的负担。但由于实际临床的现状是除了以急性期的 RICE 疗法（rest 休息、ice 冷却、compression 加压、elevation 抬高）为代表的保守治疗外并没有其他有效的疗法，因而期盼能开发出积极促进骨骼肌修复的新疗法。

11.1　骨骼肌损伤后的修复机制

　　骨骼肌的修复过程，可以从炎症、再生、纤维化三方面进行说明。损伤后 2～3d 表现为肌组织的坏死和以变性炎症反应为特征的组织存在。5～10d 后肌卫星细胞等成肌细胞增殖分化，形成肌管，2～3 周后形成纤维瘢痕组织[2-4]。肌形成和纤维瘢痕形成的平衡是由肌损伤的大小及受损部位的环境决定的，在纤维瘢痕形成比肌形成进展快的情况下造成了修复不全。

11.2　针对骨骼肌损伤的细胞移植治疗

　　以骨骼肌再生为目标的基础研究中，有应用成纤维细胞生长因子（fibroblast growth factor，FGF）、胰岛素样生长因子（insulin-like growth factor, IGF)、肝细胞生长因子 (hepatocyte growth factor, HGF) 等生长因子和胚胎干细胞 (embryonic stem cells)、肌源性干细胞 (muscle-derived stem cell) 等干细胞、前体细胞治疗研究的报告[5-9]。笔者等的研究团队也报道了将骨髓间充质干细胞和组织修复用蛋白质凝胶移植到大鼠骨骼肌损伤模型中，从而促进骨骼肌修复的试验[10]。但如果从骨骼肌修复过程进行考虑，为了尽可能避免纤维瘢痕组织形成而获得骨骼肌再生，假定在瘢痕形成开始前，即损伤后早期进行治疗是理想的时机，而细胞的建立最少也需要1周时间的细胞培养，错过治疗最佳时机的可能性很大。因此，着眼于不进行培养即可获得的细胞来源，即外周血中的 CD133 阳性细胞。

11.2.1 血管内皮前体细胞

骨骼肌再生和血管新生间有紧密的关联，并且有报告显示，骨骼肌组织中存在血管内皮标志物表达的细胞，在骨骼肌组织再生中起着重要作用[11]。在成人中，长期以来一直认为只有通过局部血管内皮细胞增殖、游走形成血管的血管生成 (angiogenesis) 机制才能形成血管。但 1997 年浅原等提出了一个新的血管发生 (vasculogenesis) 机制[12]（图 11.1），即外周血中存在血管内皮的基础血管内皮前体细胞，血管内皮前体细胞移动到局部，进行分化、增殖、游走形成血管。在这个发现被揭示以后，应用血管内皮前体细胞的血管再生相关研究开始变得盛行起来[13]。浅原等报道了被人熟知的人外周血中 CD34 阳性细胞中存在血管内皮前体细胞[12]，也针对重症下肢缺血患者进行了外周血来源的 CD34 阳性细胞移植的临床试验[14]。而 CD133 阳性细胞存在于 CD34 阳性细胞中，处于未分化状态，比 CD34 阳性细胞具有更高的增殖能力[15]。笔者等以由血管再生的骨骼肌再生为目标，进行了将此外周血中 CD133 阳性细胞移植到大鼠骨骼肌受损模型的试验[16]。

11.2.2 针对骨骼肌受损模型的血管内皮前体细胞移植

a. CD133 阳性细胞的获取

在应用密度离心法获得人体外周血中含有的单核细胞后，应用 CD133 磁性串珠抗体和 Clini MACS (Miltenyi Biotec 公司，德国) 分离 CD133 阳性细胞。本研究采用颗粒集落刺激因子 (granulocyte-colony stimulating factor, G-CSF) 动员外周血的骨髓细胞后可获得分离的 CD133 细胞 (Cambrex 公司，美国)，并将该技术应用于试验中。同时，对照组使用的单核细胞是

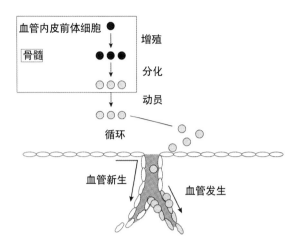

图 11.1　血管内皮前体细胞

通过对志愿者外周血进行密度离心法获得的，应用流式细胞测量法解析，单核细胞中包含的 CD133 阳性细胞仅有 0.04%，Clini MACS 分离而来的细胞组中 CD133 阳性率为 98.33%（图 11.2 A）。

b. 大鼠骨骼肌受损模型的制作

作为骨骼肌损伤模型，采用的是大鼠胫骨前肌切除模型[10]。并且，为了进行将人来源的细胞移植到动物模型上的异种移植，应用免疫不全大鼠（F344/NJcl-rnu/rnu，9 周龄，雌）作为动物模型。用手术刀切除右胫骨前肌肌腹中央部分制作长 6mm× 宽 4mm× 深 5mm 的骨骼肌缺损，在缝合皮肤筋膜后，对 CD133 组局部给予人体外周血来源的 CD133 阳性细胞($1×10^5$/大鼠）。对照组移植人体外周血单核细胞（MNC 组）和磷酸缓冲液（PBS 组）。

c. 肉眼的评价

通过损伤后 4 周的肉眼评价发现，相较于 PBS 组和 MNC 组的损伤部位证实有明显的凹陷，CD133 组的损伤部位发生交联，表面平坦（图 11.2B）。

d. 电力学评价

作为骨骼肌的功能评价，移植后 1 周和 4 周对大鼠的腓总神经进行快缩（fast twitch）和强直收缩（tetanus）2 种模式的电刺激以测量其肌力，并对比患侧和健侧进行评价。结果显示，移植后 1 周和 4 周时，不论是哪种模式的电刺激，CD133 组都比其他组有明显的更大的肌力改善（图 11.2C）。

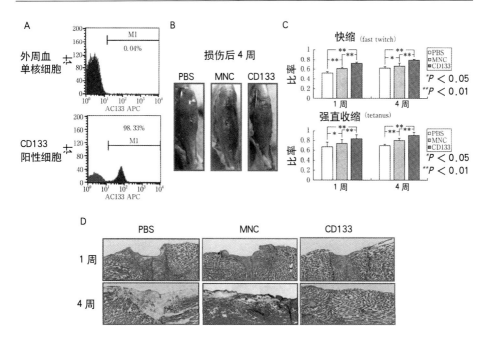

图 11.2　外周血 CD133 阳性细胞移植（参照插图 7）

e. 组织学评价

　　作为骨骼肌损伤部位的组织学评价，进行 Masson Trichromr 染色和免疫组化染色。经 Masson Trichromr 染色后发现，损伤后 1 周被染为青色的纤维瘢痕组织在损伤部位形成。其面积按 CD133 组、MNC 组、PBS 组的顺序明显缩小。损伤后 4 周时，PBS 组和 MNC 组瘢痕组织的面积与损伤 1 周后相比面积有所扩大。相反，在 CD133 组中几乎辨认不出瘢痕组织（图 11.2D）。有意义的再生肌的数目在 CD133 组中比其他组增多，有意义的肌纤维的平均直径也比其他组增大（图 11.3 A）。在免疫组化染色中，纤维组织房肽素的阳性面积按 CD133 组、MNC 组、PBS 组的顺序显著递增，再生肌 desmin 的阳性面积按 CD133 组、MNC 组、PBS 组的顺序显著递减（图 11.3B）。根据这些结果显示，按照 CD133 组、MNC 组、PBS 组的顺序就是促进骨骼肌形成以及抑制瘢痕组织形成的顺序。

　　在骨骼肌再生中起重要作用的卫星细胞的标志物 Pax7 的免疫染色结果证实，Pax7 阳性细胞数目增加的顺序是：CD133 组＞MNC 组＞PBS 组（图

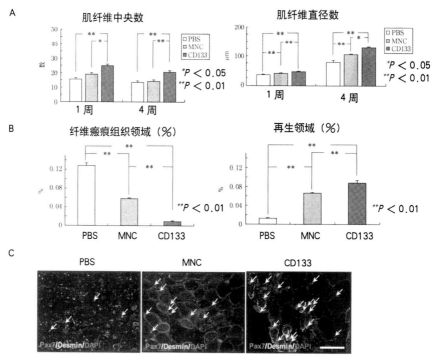

图 11.3　对肌再生的评价（参照插图 8）

11.3C）。为了评价损伤部位血管形成进行了 IsolectinB4 染色。结果显示，损伤后 1 周和 4 周 IsolectinB4 阳性血管的密度增高也是按 CD133 组＞MNC 组＞PBS 组的排序（图 11.4A）。为了确认移植细胞的分化，进行了人体线粒体（hMit）免疫染色，在 MNC 组和 CD133 组中发现了血管内皮标志物冯·维勒布兰德因子（von Willebrand factor，vWF）呈阳性的 hMit 阳性细胞和成肌细胞标志物 MyD1 呈阳性的 hMit 阳性细胞（图 11.4B）。这些结果显示，CD133 阳性细胞移植可促进损伤部卫星细胞的增殖和血管形成，移植细胞的一部分分化为血管内皮细胞和成肌细胞。

f. 基因表达评价

为了明确 CD133 阳性细胞移植所致肌修复的机制，通过应用 real-time PCR 技术检测对损伤后 3d 受损部位的血管内皮生长因子（vascular endothelial growth factor，VEGF）、转化生长因子 β1（transforming growth factorbeta1，TGF-β1）、Pax7、MyoD1、myogenin、Myf5、Mrf4

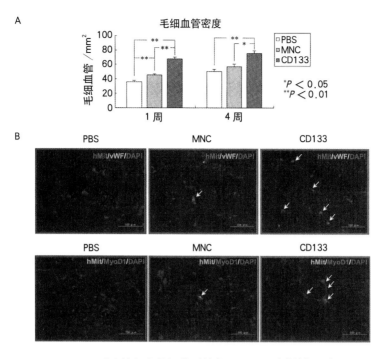

图 11.4　对血管新生的评价（单位 100μm，参照插图 9）

的表达进行评价。VEGF 作为重要的血管新生促进因子中的一种，其表达在CD133 组中明显上升，而促进纤维化的因子 TGF-β1 的表达相较于 PBD 组、MNC 组，在 CD133 组中受到明显抑制。并且，在与肌肉修复相关的转录因子的表达评价中，和免疫染色结果相同，肌卫星细胞的标志物 Pax7 的表达在CD133 组中有明显上升，而肌分化的标志物 MyoD1、myogenin 的表达却受到了抑制（图 11.5）。Myf5、Mrf4 的表达未表现出明显差异。

g．CD133 阳性细胞移植所致骨骼肌再生的机制

据本研究的结果，外周血来源的 CD133 阳性细胞移植可显著促进受损骨骼肌的功能上和组织学上的修复。组织学方面，CD133 阳性细胞移植显著促进血管形成、成肌细胞的增殖、再生肌的增生，并显著抑制纤维瘢痕形成。血管形成的促进机制中应考虑表达增加的 VEGF 的参与，报告显示 VEGF 不止是在血管新生，在骨骼肌再生中也是作为重要因子而发挥作用[17]。免疫组织学染色显示，移植细胞向血管内皮和成肌细胞分化，但与整体的血管形成和骨骼肌形成相比，这些移植细胞数目极少，因而很难认为移植细胞分化而

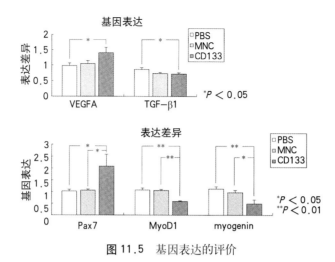

图 11.5 基因表达的评价

来的血管形成和骨骼肌形成是再生机制的中心。CD133 阳性细胞移植后免疫染色和 real-time PCR 都证实卫星细胞的标志物 Pax7 的表达增加，因而考虑可通过促进卫星细胞的增殖促进骨骼肌形成的机制发挥作用。血管内皮前体细胞移植所致的纤维瘢痕形成的抑制现象不仅在骨骼肌中出现，在心肌再生中也可以观察到[18]，其详细机制尚不明确。但根据以上结果认为，可能与TGF-β1 的表达抑制有关[19]。综合进行考虑，推测血管内皮前体细胞作为发挥调节骨骼肌受损部位的肌再生和瘢痕形成平衡作用的环境改善因子，其作用很大。

11.3 外磁场产生的细胞输送系统

上面所述的人体外周血来源的 CD133 阳性细胞，可以从外周血中安全地获得，由于自体移植几乎不存在伦理问题，因此被认为是骨骼肌再生非常有效的细胞来源。但是在临床应用时最大的障碍是其稀少性。笔者等的数据中也显示，外周血单核细胞只有 0.04%，而为了获得再生效果必须确保充足的细胞数量。浅原等研究团队针对重症下肢缺血患者进行了外周血来源的 CD34 阳性细胞移植的临床研究，同时利用 G-CSF 对外周血中的血管内皮前体细胞进行了动员。但是，在骨骼肌损伤时，像重症下肢缺血疾病这样的失去下肢自身能力的情况非常少见，从使用 G-CSF 的安全性和成本角度出发，其推广适用的困难性不难预见。同时，CD34/CD133 阳性细胞来源的血管内皮前体细胞的体外增殖法的研究也在进行，先前所述的培养法所需花费的时间也不适合应用于骨骼肌损伤。因此，不考虑增加细胞数目，而是考虑有效的应用少量细胞，尝试应用外磁场合并使用细胞输送系统。迄今为止，笔者等已经成功地通过外磁场装置将 MRI 造影剂磁化后的骨髓间充质干细胞积聚到任意的部位[20]。由于 CD133 阳性细胞可通过磁性串珠抗体进行分离，在获取时对其进行磁化，想了解 CD133 阳性细胞是否能像骨髓间充质干细胞一样可以用外磁场控制，于是应用大鼠骨骼肌损伤模型进行试验。

a. 试验组的制作

如前所述的试验同样制作了免疫不全大鼠的右胫骨前肌的肌腹中央部的骨骼肌缺损，缝合肌膜、皮肤后，局部给予了人体外周血来源的 CD133 阳性细胞。但移植细胞数是先行研究的 1/10 即 1×10^4。外磁场装置中使用了超导电容量磁石系统（日立制作所）。这个外磁场装置中磁场发生面的中心上磁束密度可达 5.07T，其外侧 2cm 处减少约 1T，存在陡的磁场梯度[21]。由于利用这一特性可使移植细胞有效地积聚至损伤部位，将损伤部位设置为中心，使其和周围产生磁场梯度，注入 CD33 阳性细胞（CD133M 组）。并且，在外磁场存在下注入 PBS 组（PBSM 组）作为对照组，在没有外磁场作用下制作给予 CD133 阳性细胞的 CD133 组。

b. 肉眼的评价

损伤后 4 周用肉眼观察到，PBSM 组和 CD133 组损伤部位有凹陷，而CD133M 组的损伤部位几乎没有凹陷，表面平坦。根据损伤部位的湿重对标本进行评价，结果显示，损伤后 4 周 CD133M 组的湿重较其他两组有明显增加。

c. 电生理学的评价

与之前的研究相同，对腓总神经进行快缩和强直收缩 2 种模式的电刺激测量，对移植后 1 周和 4 周的患侧和健侧肌力进行评估。结果发现，损伤后 1周在快缩刺激下，CD133 组的肌力比 PBSM 组大，在其他评估中，PBSM 组和 CD133M 组间结果差异不显著。另一方面，CD133M 组的肌力在移植后 1周或 4 周不论是在哪种刺激模式下都比 PBSM 组显著增大，损伤后 4 周的强直收缩刺激作用下两者无明显差异，其他评价结果中 PBSM 组都比 CD133 组有显著增大。这些结果显示用 1/10 原数目的 CD133 阳性细胞移植后无法使骨骼肌在功能上有充分的改善，但若同时使用外磁场，则可以在功能上获得显著改善。

d. 组织学评价

采用骨骼肌损伤部位矢状面切片的 Masson Trichorme 染色对瘢痕组织形成的评价。损伤后 1 周面积按 CD133M 组、CD133 组、PBS 组的顺序显著增大，损伤后 4 周 CD133 组和 PBS 组间没有显著差异，但 CD133M 组比其他 2 组瘢痕面积小。骨骼肌损伤部位横切片的 Masson Trichorme 染色结果中，肌纤维的平均直径按 CD133M 组、CD133 组、PBS 组的顺序递增，肌纤维中央鉴定得到的再生肌的核数目在 CD133 组中显著增多。损伤后 1 周的免疫组化染色证实，房肽素阳性纤维瘢痕的面积按 CD133M 组、CD133 组、PBS 组的顺序显著递减，结蛋白阳性再生肌的面积按 CD133M 组、CD133 组、PBS 组的顺序递增。血管内皮标志物 vWF 免疫染色证实，在 vWF 阳性血管密度方面，PBSM 组和 CD133 组间无显著差异，而 CD133M 组相较其他 2 组其血管密度显著增高。移植细胞采用人特异性标志物 hMit 染色后，PBSM 组中没有发现 hMit 阳性细胞，但在 CD133 组和 CD133M 组骨骼肌损伤部位均有发现，在 CD133M 组 hMit 阳性细胞数目显著增多。并且，这些 hMit 阳性细胞的一部分分化为 vWF 阳性的血管内皮细胞。据组织学的评价结果发现，CD133 阳性细胞移植合并使用外磁场，可使移植细胞更多地积聚至损伤部位，增强 CD133 阳性细胞移植所致的血管形成、再生肌形成促进效果和瘢痕形成的抑制效果。并且，移植细胞的一部分分化为血管内皮细胞，可能与血管形成相关。

e. 基因表达评价

损伤后 3d 应用 real-time PCR 对骨骼肌修复相关的转录因子 Pax7、MyoD1、myogenin 的表达进行评估。所有转录因子的表达水平中，PBS 组和 CD133 组间无显著差异，而 CD133M 组则有显著增高的表达。采用大鼠专用引物进行 real-timePCR 的检测，结果发现，CD133 阳性细胞移植和外磁场并用，可增加内源性肌修复促进因子的表达。

f. 外磁场装置并用的效果

根据上述试验结果，可以通过外磁场对移植入骨骼肌损伤体内模型的 CD133 阳性细胞进行控制，即使是通常无法充分获得骨骼肌修复促进效果的少量 CD133 阳性细胞的移植，也可以利用外磁场使细胞在损伤部位高效率积聚，获得充分的骨骼肌再生。少量的 CD133 阳性细胞移植中，虽然组织学上提示能促进再生肌的形成和瘢痕形成的抑制，但电生理学评价结果却提示其功能上修复不充分。但是在外磁场作用的情况下，不仅在组织学上能进一步促进修复，在功能上也有显著改善。虽然证实有分化为血管内皮细胞的移植细胞，但其数目就血管形成整体而言很少。从内源性肌修复促进因子增加来看，与之前研究同样，同移植细胞形成肌肉血管等组织相比，细胞移植是通过改善骨骼肌修复的环境而发挥作用的可能性较大。

11.4 应用 micro-RNA 的新型治疗方法

前面针对外周血来源的 CD133 阳性细胞移植的有效性方面进行了叙述。但是，在自体细胞移植这一定制治疗的情况下，因患者的背景不同，其移植细胞的功能可能出现显著的个体差别，进行治疗的医疗机构要求有严格的机构标准，必须具有专门的知识和技术的人才以及操作者。至少从现在看来，细胞移植治疗在所有医疗机构都是非常困难的。由于骨骼肌损伤是常见多发的疾病，诊断也比较容易，患者想去特殊的医院治疗的可能性较小，患者多是到一般的骨科就诊。因此，不去考虑细胞移植，而应着眼于即使在一般的医院也能使用的创伤药上。针对骨骼肌损伤的新型治疗方法，笔者等着眼于微 RNA（miRNA）。miRNA 是 18 ~ 25 个碱基长的小单链 RNA，被称为非编码 RNA（非编码蛋白质的 RNA）。miRNA 虽然不能翻译成蛋白质，但能调控编码蛋白质的特定基因的信使 RNA（mRNA）的表达，以及控制mRNA 翻译为蛋白质的过程而发挥作用。miRNA 因为小，所以容易化学合成，其作为提高创伤药有效性的生物体分子而备受瞩目。到目前为止，笔者等针对风湿性关节炎、变性性关节症、脊髓损伤等骨科疾病的 miRNA 的表达和作用进行了研究 [22~24]。并且，对骨骼肌 miRNA 的表达和成肌细胞分化相关方面等也逐渐明确 [25,26]。因此，以 miRNA 所致的骨骼肌再生为目标，选定并报道了与骨骼肌形成维持相关的 miRNA，并进行了骨骼肌再生方向的应用研究 [27]。

a. 体内环境下 miRNA 对肌形成的影响

在本研究中应用报道的成肌细胞分化相关的 miR-1、miR-133、miR-206。在小鼠成肌细胞（C2C12 细胞）的培养系中分别给予无功能的 scrambled siRNA（对照 siRNA）、合成双链的 miR-1、miR-133、miR-

206 组，以及将 miR-1、miR-133、miR-206 全部给予制成组。细胞数的评价方面，miR-206 的给予组和对照 siRNA 给予组间无明显差异，但 miR-1 的给予组的细胞数有显著增加，miR-133 给予组有更多的细胞数增加。miR-1、miR-133、miR-206 即使都给予，细胞数虽也有增加，但与 miR-133 单独给予组的结果间无显著差异。在肌管形成的评价上，相对于对照 siRNA 给予，不管是给予 miR-1、miR-133、miR-206 中的哪个都能促进肌管形成，特别是 miR-206 给予后证实，其肌管形成是最多的。miR-1、miR-133、miR-206 所有给予组，虽能形成更多肌管，但与 miR-206 单独给予组之间无显著差异。而且，肌形成相关的转录因子 MyoD、myogenin 以及 Pax7 的表达通过 real-time PCR 和免疫细胞染色进行评价。Real-time PCR 评价结果显示，miR-1 和 miR-206 的给予组中 MyoD 及 myogenin 的表达水平增加，而 miR-1、miR-133、miR-206 中无论哪个给予其 Pax7 的表达都增加。并且，miR-1、miR-133、miR-206 所有给予组中，MyoD、Myogenin、Pax7 的表达增加最多。采用免疫细胞染色证实，MyoD、myogenin 以及 Pax7 阳性细胞的评价中，这些转录因子的表达和 real-time PCR 评价是同一模式（图 11.6）。这些结果显示，与 miR-1、miR-133、miR-206 单独给予组相比，

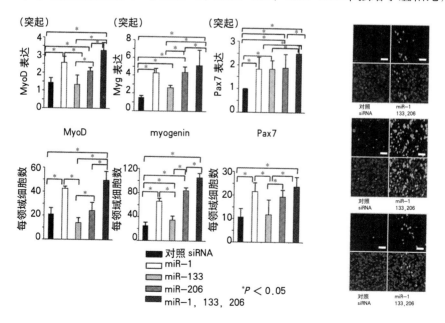

图 11.6　miRNA 对成肌细胞的影响（参照插图 10）

miR-1、miR-133、miR-206 全部给予组促进肌形成的可能性更大。

b. 骨骼肌损伤模型中 miRNA 表达的评价

制作 12 周龄的 SD 大鼠的右胫骨前肌的肌腹中央部骨骼肌缺损，应用 real-time PCR 对损伤前及损伤后 1、2、3、5、7d 的 miR-1、miR-133、miR-206 在骨骼肌上的表达进行测定。肌损伤后第 1 天，miR-1、miR-133、miR-206 表达均明显减少。之后出现时序性表达渐增，到第 7 天恢复到和损伤前几乎相同的水平（图 11.7A）。

c. 对骨骼肌损伤模型的 miRNA 给予

大鼠骨骼肌损伤模型的 miRNA 给予试验中，根据体内的结果，决定给予 miR-1、miR-133、miR-206。有关给予的时机方面，依据骨骼肌损伤后 miR-1、miR-133、miR-206 的表达时序性变化，确定在损伤后马上进行给予。制作骨骼肌缺损，缝合筋膜皮肤后，在损伤部注入组织修复的蛋白质混合后的合成双链 miR-1、miR-133、miR-206（miRNA 组）。同时注入无功能的 scrambled siRNA 作为对照组（对照 siRNA 组）。

d. 电生理学评价

对损伤后 1 周大鼠的腓总神经进行快缩和强直收缩 2 种模式的电刺激肌力测定，同时进行患侧和健侧评价。不论是那种电刺激模式，miRNA 组都比对照组 siRNA 组的肌力改善显著（图 11.7B）。

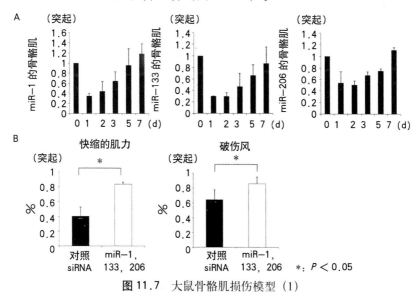

图 11.7 大鼠骨骼肌损伤模型（1）

e．组织学评价

损伤 1 周后进行组织学评价。Masson Trichrome 染色显示，纤维瘢痕组织的面积与对照组 siRNA 相比，miRNA 组相比较小。肌纤维的平均直径与对照组 siRNA 相比，miRNA 组显著增大，肌纤维中央鉴定获得的再生肌的核数目也是 miRNA 组比对照组 siRNA 显著增多（图 11.8）。免疫组织学结果发现，在结蛋白阳性再生肌的面积方面，miRNA 显著增大，结蛋白阳性纤维瘢痕的面积，相较于对照组 siRNA，miRNA 组显著变小（图 11.9）。应用 Pax7 和 MyoD1 抗体的免疫染色发现，在 TGF-β1 阳性面积方面，与对照组 siRNA 相比，miRNA 组发现了更多的 Pax7 阳性细胞和 MyoD1 阳性细胞（图 11.10）。

f．基因表达评价

损伤后第 3 天和第 7 天，应用 real-time PCR 对肌形成促进因子 MyoD、myogenin、Pax7 和肌形成抑制因子肌肉生长抑制素的表达进行评价。不管是损伤 3d 还是 7d，相对于对照组 siRNA，miRAN 组的 MyoD、

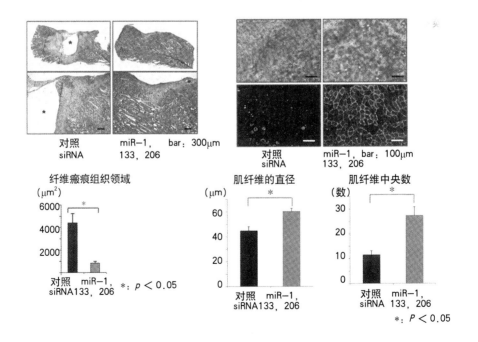

图 11.8　大鼠骨骼肌损伤模型（2）

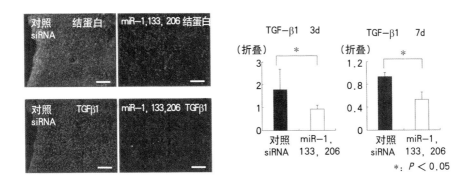

图11.9 大鼠骨骼肌损伤模型（3）（参照插图11）

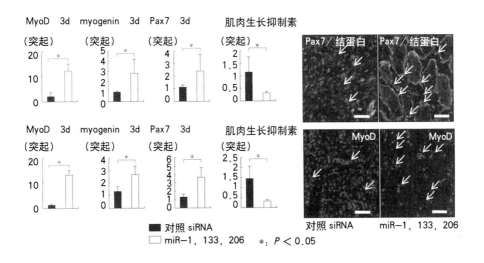

图11.10 大鼠骨骼肌损伤模型（4）（参照插图12）

myogenin、Pax7的表达水平都较高，肌肉生长抑制素的表达水平较低（图11.10）。

g.miRNA 所致骨骼肌再生机制

笔者等的研究结果显示，miR-1、miR-133、miR-206 通过促进成肌细胞的增殖，促进成肌细胞衍生的肌形成、血管新生等方面，促进受损骨骼肌的修复。迄今为止，报告结果显示，miR-1 和 miR-206 促进肌前体细胞向肌的分化，而 miR-133 抑制成肌细胞的分化，促进细胞增殖[25,26]。体外试验结果显示，比起分别单独给予，全部给予组更能促进肌形成，因而推测在这些因素的相互作用下，才引起成肌细胞的增殖和肌分化所致的肌形成间的平衡。虽然本次的研究没能对这些 miRNA 的目标基因的表达变化进行详细评价，但 miR-1 的靶基因纤维结合素参与了纤维化，miR-1、miR-133、miR-206 的靶基因参与了成肌细胞的增殖等，HDAC4、Cdc42、RhoA、Cx43 是肌肉生长抑制素，通过这些调控对肌形成产生了促进机制[28-32]。另外，miR-1、miR-133、miR-206 和血管新生间的直接关联并不明确。但报告显示，在下肢缺血的细胞移植治疗时，肌组织来源的液态因子有促进血管新生的作用[33]，与此相近的机制也有发挥作用的可能性。

　　这里特别针对应用外周血来源的 CD133 阳性细胞和使用 miRNA 的骨骼肌再生治疗的研究进行了介绍。外周血来源的 CD34 阳性细胞在下肢缺血疾病中获得了临床应用[14]，由于 CD133 阳性细胞是存在于 CD34 阳性细胞群中的细胞团，所以在临床应用上伦理性和安全性方面的问题较少。但是在细胞移植治疗的情况下，需要按照 GMP 基准的高标准设施，以及在运用方面需要知识技术都具备的人才和操作者，为了进行相应的临床研究，首先这些准备都是有必要完善的。在各个医疗机构进行广泛应用研发的 miRNA 新药令人期待，但由于 miRNA 可能作用于多种靶基因，因而在临床应用时必须充分确认其安全性。

（龟井直辅，石川正和，中佐智幸，史　明，大川新吾，越智光夫）

文　献

[1] Turner NJ, Badylak SF：Regeneration of skeletal muscle. Cell Tissue Res 347：759-774, 2012

[2] Nikolaou PK, et al：Biomechanical and histological evaluation of muscle after controlled strain injury. Am J Sports Med 15：9-14, 1987

[3] Taylor DC, et al：Experimental muscle strain injury. Early functional and structural deficits and the increased risk for reinjury. Am J Sports Med 21：190-194, 1993

[4] Menetrey J, et al：Suturing versus immobilization of a muscle laceration. A morphological and functional study in a mouse model. Am J Sports Med 27：222-229, 1999

[5] Kasemkijwattana C, et al：Use of growth factors to improve muscle healing after strain injury. Clin Orthop Relat Res：272-285, 2000

[6] Menetrey J, et al：Growth factors improve muscle healing in vivo. J Bone Joint Surg Br 82：131-137, 2000

[7] Sheehan SM, et al：HGF is an autocrine growth factor for skeletal muscle satellite cells in vitro. Muscle Nerve 23：239-245, 2000

[8] Darabi R, et al：Functional skeletal muscle regeneration from differentiating embryonic

stem cells. Nat Med 14：134-143, 2008

[9] Usas A, Huard J.：Muscle-derived stem cells for tissue engineering and regenerative therapy. Biomaterials 28：5401-5406, 2007

[10] Natsu K, et al：Allogeneic bone marrow-derived mesenchymal stromal cells promote the regeneration of injured skeletal muscle without differentiation into myofibers. Tissue Eng 10：1093-1112, 2004

[11] Zheng B, et al：Prospective identification of myogenic endothelial cells in human skeletal muscle. Nat Biotechnol 25：1025-1034, 2007

[12] Asahara T, et al：Isolation of putative progenitor endothelial cells for angiogenesis. Science 275：964-967, 1997

[13] Iwaguro H, et al：Endothelial progenitor cell vascular endothelial growth factor gene transfer for vascular regeneration. Circulation 105：732-738, 2002

[14] Kawamoto A, et al：Intramuscular transplantation of G-CSF-mobilized CD34（＋）cells in patients with critical limb ischemia：a phase I/IIa, multicenter, single-blinded, dose-escalation clinical trial. Stem Cells 27：2857-2864, 2009

[15] Yin AH, et al：AC133, a novel marker for human hematopoietic stem and progenitor cells. Blood 90：5002-5012, 1997

[16] Shi M, et al：Acceleration of skeletal muscle regeneration in a rat skeletal muscle injury model by local injection of human peripheral blood-derived CD133-positive cells. Stem Cells 27：949-960, 2009

[17] Messina S, et al：VEGF overexpression via adeno-associated virus gene transfer promotes skeletal muscle regeneration and enhances muscle function in mdx mice. FASEB J 21：3737-3746, 2007

[18] Iwasaki H, et al：Dose-dependent contribution of CD34-positive cell transplantation to concurrent vasculogenesis and cardiomyogenesis for functional regenerative recovery after myocardial infarction. Circulation 113：1311-1325, 2006

[19] Border WA, Noble NA：Transforming growth factor beta in tissue fibrosis. N Engl J Med 331：1286-1292, 1994

[20] Kobayashi T, et al：A novel cell delivery system using magnetically labeled mesenchymal stem cells and an external magnetic device for clinical cartilage repair. Arthroscopy 24：69-76, 2008

[21] Saho N, et al：Development of portable superconducting bulk magnet system. Physica C 469：1286-1289, 2009

[22] Nakasa T, et al：Expression of microRNA-146 in rheumatoid arthritis synovial tissue. Arthritis Rheum 58：1284-1292, 2008

[23] Miyaki S, et al：MicroRNA-140 is expressed in differentiated human articular chondrocytes and modulates interleukin-1 responses. Arthritis Rheum 60：2723-2730, 2009

[24] Nakanishi K, et al：Responses of microRNAs 124a and 223 following spinal cord injury in mice. Spinal Cord 48：192-196, 2010

[25] Chen JF, et al：The role of microRNA-1 and microRNA-133 in skeletal muscle proliferation and differentiation. Nat Genet 38：228-233, 2006

[26] Kim HK, et al：Muscle-specific microRNA miR-206 promotes muscle differentiation. J Cell Biol 174：677-687, 2006.

[27] Nakasa T, et al：Acceleration of muscle regeneration by local injection of muscle-specific microRNAs in rat skeletal muscle injury model. J Cell Mol Med 14：2495-2505, 2010

[28] Sayed D, et al：MicroRNAs play an essential role in the development of cardiac

hypertrophy. Circ Res 100：416-424, 2007

[29] Clop A, et al：A mutation creating a potential illegitimate microRNA target site in the myostatin gene affects muscularity in sheep. Nat Genet 38：813-818, 2006

[30] Nielsen S, et al：Muscle specific microRNAs are regulated by endurance exercise in human skeletal muscle. J Physiol 588：4029-4037, 2010

[31] Care A, et al：MicroRNA-133 controls cardiac hypertrophy. Nat Med 13：613-618, 2007

[32] Anderson C, et al：MIR-206 regulates connexin43 expression during skeletal muscle development. Nucleic Acids Res 34：5863-5871, 2006

[33] Tateno K, et al：Critical roles of muscle-secreted angiogenic factors in therapeutic neovascularization. Circ Res 98：1194-1202, 2006

12 半月板再生

半月板在组织学上由纤维软骨构成，其弹力有助于对关节负重的缓冲和吸收。细胞外基质是丰富的支持组织，其构造在力学作用的环境中成熟。与此同时，过大的外力会造成半月板损伤。众所周知，因半月板损伤而行半月板切除术后，易产生关节软骨损伤，因此会发生关节病变，修复半月板并促进半月板的再生具有重大的临床意义。半月板的血供仅分布在边缘区的10%～30%，其余的大部分为无血供区。正因为如此，使半月板损伤后的组织得到修复变得困难。目前对于半月板损伤的治疗，在血供区断裂处采用半月板缝合，在无血供区采用半月板切除。而其实在血供区采用半月板切除术的病例也偶可见到。在半月板的原位使用再生医学技术进行填补，以预防变形性关节疾病为目的进行研究。虽然采用支架（scaffold）填补的方法开发出了合成聚合物、胶原移植物等生物材料，但是到目前为止，拥有足够强度和持久性的支架还有待开发。虽然在国外已经开展同种半月板移植，但还存在病原性和强度不足等问题。虽然也有将自体肌腱作为半月板的替代材料而施行的自体肌腱移植术，但是在组织学上还属于不完善的材料，是否具有原本的功能尚不明确。今后，有必要寻找没有病原性并且在组织学上具有相似性的替代材料。并且，与细胞相关的自体组织细胞在量与质上是不充分的，因此，正在进行对最佳细胞的选择和移植的研究。

半月板具有分散负重的力学构造，并与产生细胞外基质的细胞相辅相成，共同发挥功能。也就是说，不论是细胞还是结构都有再生的必要。与骨软骨相比，现状仍是毫无进展。从发生学、生化学、结构学等方面出发，有必要对该"残留"的器官进行重新认识，并记载由这些观点出发向再生医学发展的轨迹。

12.1 正常半月板的性质

12.1.1 发生

因为半月板是关节内的组织，因此是与关节腔发育相伴发育的。关节形成于两个骨原基之间。该部分称为骨原基间区域（interzone，IZ），间充质细胞凝集于此。IZ 分为 3 层，由位于中间的中间带（intermediate zone，IMZ）和位于两侧的两层外层（outer zone）构成。大鼠的关节腔形成于胚胎期的 16.5 ~ 18d。此时在中间带和外层之间出现关节腔，使得软骨和半月板发生分离。外层向关节软骨的软骨细胞分化，而中间带细胞向关节软骨的表层或滑膜以及半月板分化[1]。半月板细胞的来源被认为是由中间带而来的（图 12.1）[1]。

胚胎期的半月板形成分为以下几个阶段[2]。第 1 阶段：间充质细胞向关节腔聚集。第 2 阶段：在半月板原基处向半月板纤维软骨分化。第 3 阶段：在半月板处细胞外基质的分泌。第 4 阶段：细胞外基质的成熟。

在第 1 阶段聚集的间充质细胞中可以观察到 BMP（bone morphogenic protein）-4 和 GDF-5 的表达。在第 2 阶段，已聚集的间充质细胞向纤维软骨细胞分化。随着向软骨细胞分化的进展，BMP-4 和 GDF-5 的表达消失。在第 3 阶段，可以在细胞外基质中见到 Ⅰ 型、Ⅲ 型胶原和蛋白聚糖（aggrecan）的表达。在第 4 阶段，分泌的后期可以观察到 Ⅱ 型胶原的表达。胚胎期的力学刺激对于半月板形态学的维持具有重大意义[3]。从发生学的研究来看，构成半月板的细胞和关节软骨细胞具有共同的来源，也通常认为具有相同的性质。

12.1.2 半月板细胞

半月板细胞大致分为纤维软骨细胞（fibrochondrocyte）、成纤维细胞样细胞（fibroblast-like cells）和表面细胞（superficial cell）（图 12.2）。纤维软骨细胞呈圆形或卵圆形，像关节软骨一样，在细胞外存在丰富的细胞外基质。其存在局限于关节内侧的 2/3 部分[4,5]（表 12.1），产生 Ⅱ 型胶原和葡萄糖胺聚糖（GAGs）的同时也会产生 Ⅰ 型胶原，还会产生少量的 Ⅲ 型胶原，与由纤维软骨细胞或者软骨细胞分泌基质的种类相类似[7,8]。

成纤维细胞样细胞外侧没有基质，呈纺锤形，其局部存在于关节囊侧。

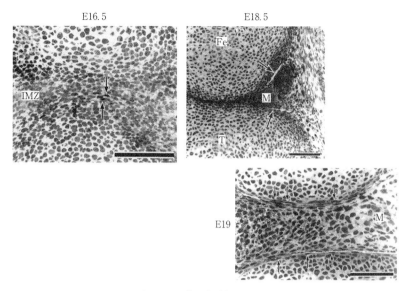

图 12.1　半月板的发生过程
Fe：股骨。M：半月板。T：胫骨。

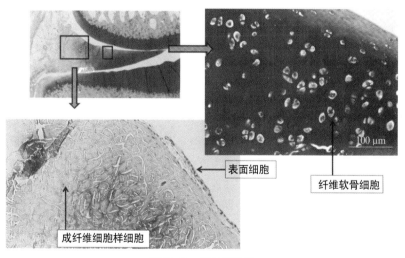

图 12.2　半月板细胞

与所谓的成纤维细胞具有相同的性质，起到细胞间信息传递和分泌细胞外基质（Ⅰ、Ⅲ、Ⅳ型胶原）的作用。

　　表面细胞是呈扁平、纺锤形的无细胞质的细胞，存在于半月板的表面。因为在半月板损伤时，该细胞会向损伤部位游走[9]，因此这些细胞可能对于

表 12.1　半月板性质的小结

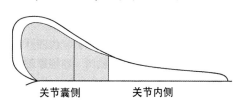

关节囊侧　　　　关节内侧

	1/3	中 1/3	1/3
血流	有		无
细胞形态	成纤维细胞样细胞		软骨样细胞
纤维	圆周状纤维		放射状纤维
胶原	主要为 I 型胶原		主要为 II 型胶原
蛋白聚糖	几乎没有		丰富

纤维组织 ◄————————► 软骨组织

损伤的治疗有重要作用。当关注于表面细胞的再生时，发现在关节腔形成时，GDF-5 表达的前体细胞会出现在关节腔的表面，作为抗成软骨因子的 Wnt 和 noggin 信号，可以形成关节软骨表面细胞[10]。表面半月板和关节内韧带的细胞也可能起源于这些细胞，包含有关节囊、滑膜的表面细胞可能是半月板再生中的重要因子。

12.1.3　血供分布

人类出生时半月板整体均有血供分布[11]。之后关节内侧的血流逐渐消失，在 10 岁左右与成人相同只有关节囊侧的 1/3 有血供。阿诺兹等对成人半月板的血供分布进行了分析，结果均显示，内侧半月板的关节囊侧的 10% ～ 30% 和外侧半月板的 10% ～ 25% 有血供分布（图 12.3A）[12]。前角、后角的血供丰富。腘窝肌腱沟无关节囊相附着，因此血流贫乏。

12.1.4　细胞外基质

半月板的湿重由 72% 的水分和 28% 的实质构成，基本上是由细胞外基质和细胞构成的。实质的 75% 左右是胶原，17% 左右是 GAGs，2% 左右是 DNA，弹性蛋白不到 1%[13,14]。在胶原中，I 型胶原占 90% 以上，余下的为 II、III、IV、VI、X、VIII 型胶原。极少量的弹性蛋白与半月板的弹性相关[4,15]。半月板的胶原分布具有部位特异性：关节囊侧的 1/3 在干重时 80% 的重量为

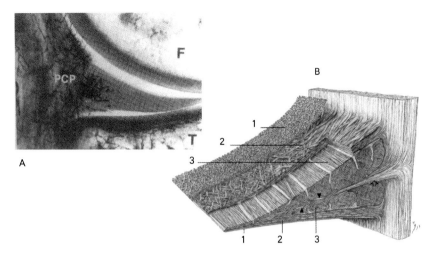

图 12.3 血供分布（A）和纤维结构（B）
图中数字分别表示胶原的走行方式。

Ⅰ型胶原，其余（Ⅱ、Ⅲ、Ⅳ型胶原等）仅占不到 1%；关节内 1/3 在干重时 70% 的重量为胶原，其中 60% 为Ⅱ型胶原，40% 为Ⅰ型胶原[16,17]。

蛋白聚糖的分布也具有部位特异性。干重时，蛋白聚糖在关节内侧 2/3 部位的重量为 8%，而在关节囊侧 1/3 部位的重量约为 2%。在关节囊侧几乎没有蛋白聚糖[18]。由半月板产生的蛋白聚糖的量约为关节软骨的 1/10。

12.1.5 细胞外纤维结构

胶原的走行反映了半月板的力学性质[19]。主要的走行方式是圆周状胶原纤维和放射状胶原纤维[20]（图 12.3B）。关节囊侧的 1/3 主要为圆周状纤维，起到分散压力负荷的作用。关节内侧的 2/3 含有的放射状纤维较多，并与圆周状纤维相结合，使其不会发生纵向的断裂。这样的纤维结构是为了与关节囊侧的牵张力环境和关节内侧的压力环境相适应。表面的纤维沿着随机方向走行，与透明软骨的结构相类似。

12.1.6 半月板材料力学特性

半月板具有分散、缓冲吸收负荷以及支持关节的作用，并且有助于关节运动的润滑和关节软骨的营养供应。半月板的纤维方向有圆周状和放射状两种。因为以圆周状为主体，所以力学特性具有牵张力和压力，而圆周状纤维的力学性质较强[21,22]。

a．牵张力

已进行的多项研究表明，圆周状的牵张力（hoop stress）约为 110MPa，而放射状的牵张力约为 10MPa，即圆周状牵张力强度大约为放射状牵张力的 10 倍[23,24]。

b．压力

目前对于压力相关的研究较少[25-27]。轴向压力的聚合体系数（aggregate modulus）约为 0.15MPa，约为关节软骨的 1/2。因为半月板是具有一定变形能力的组织，临床上允许半月板在膝关节的伸展到屈曲过程中有形状的改变和位置的移动。关节囊侧 1/3 起到传导负荷和稳定这两个方面的作用，关节内侧 2/3 则参与形成关节接触面和起到缓冲吸收的作用。

12.1.7　功能力学特性

半月板填充股骨和胫骨之间的间隙，起到分散负荷的作用。在负重时，存在于股骨和胫骨之间的压力转变成圆周状的牵引力，通常半月板被认为具有较大的负荷耐受力（图 12.4）。当股骨和胫骨间承受 1470N 的压力时，半月板的 60% 参与负重的分散，可以承担 50% 以上的压力。半月板切除后，关节接触的压力会增加 2 ～ 3 倍[28-30]。这也是半月板切除术后加速发生变形性关节疾病的原因。

鉴于以上所述半月板的性质（表 12.1），为了半月板的再生，有必要从力学结构（细胞外基质）和细胞两个方面进行研究。

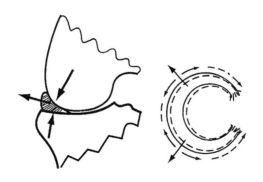

图 12.4　半月板活体的力学性质（hoop stress）
从股骨而来的压力借助于半月板转变成圆周状的牵引力。

12.2 半月板损伤的表现

对半月板损伤治愈过程的研究是促使半月板再生的基础。已有多种多样的实验模型显示出了各种各样的半月板反应。

a. 前交叉韧带切除模型

前交叉韧带（ACL）切除后，基于韧带产生的稳定性就会消失，对半月板的力学压力增加。在半月板组织中Ⅰ、Ⅱ、Ⅲ型胶原的分泌会增加。并且，在具有异化作用的酶中，MMP-1、3、13的mRNA也会增加[31,32]。在ACL切除模型中，可以在半月板上同时观察到同化作用和异化作用。

b. 栓子模型

栓子模型是指圆柱状剜出半月板，随后对剜出的半月板进行各种各样的加工后，重新移植回体内，相当于使用新的材料对缺损部位进行置换的模型（图12.5A）[9]。在无血供区圆柱状剜出半月板，冷冻处理后使其成为无细胞状态，然后重新移植回体内，一年后会发现处理过的半月板中存在细胞成分，这些细胞是由表面细胞游走而来的[9]。

c. 损伤模型

位于血供区（关节囊侧1/3）半月板损伤的治疗与其他组织具有相同治愈经过，因此治疗容易。损伤后，损伤的间隙会形成血肿和纤维蛋白凝块，这些会成为血管长入的支架材料，随后，新生血管长入。经血管而来的间充质细胞，这些细胞会形成丰富的瘢痕组织，随后形成半月板的形态并发育成熟[33,34]。临床上，对位于血供区的纵向断裂处多采用半月板缝合的方法进行治疗，效果良好。另一方面，当损伤位于无血供区时，由于血液供应不足，治疗效果不佳。正因为如此，正在设法制作血管吻合路径（vascular access channel）[35,36]，研究滑膜移植、纤维蛋白凝块移植和细胞因子的给予，但是现阶段还不成熟，在临床上还未找到与半月板部分切除术有明显差异的治疗方法。

d. 半月板置换模型

将半月板切除后，失去缓冲作用的膝关节会发生软骨变性、变形性关节疾病等并发症。尝试将半月板切除部位使用某种材料填补后，能够恢复半月板的功能。多数结果显示，将支架材料置换到半月板的原位后，从关节囊或

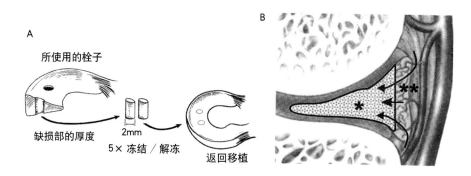

图 12.5 半月板试验模型

A：栓子模型。　B：半月板置换模型。

滑膜而来的细胞会向支架材料游走并存活，现已将该过程作为理论的基础[37,39]（图 12.5B）[39]。详细内容可以参见支架材料相关内容。

12.3　半月板再生的尝试

再生医学必要的三大原则分别是细胞、支架材料和环境。目前进行的半月板再生有细胞源途径和支架途径（表 12.2），对于两者的组合有多种多样的研究。

表 12.2　半月板再生的必要材料

细胞	支架材料	
·自体半月板细胞	人工材料	·合成材料
·异体或异种半月板细胞		合成聚合物
·ES 细胞		水凝胶
·未分化间充质干细胞		·细胞外基质
来源于骨髓		胶原材料
来源于滑膜		透明质酸
·iPS 细胞	生物体来源材料	·SIS（小肠黏膜下组织）
		·异体半月板（allograft）
		·自体类似组织移植
		自体肌腱移植
		自体肌腱移植 + 细胞因子
		·不使用支架材料

12.3.1　从细胞源的观点出发

a．自体半月板细胞

采用自体来源的半月板细胞，并将其播种于支架上，之后进行移植。因为使用了自体的半月板细胞，因此被认为是理想的方法。但是困难是无法确保使用细胞的量。随着半月板细胞的增殖，细胞数的增加，会观察到细胞外基质基因表达的降低[40]，因为半月板细胞的性质较为低下，所以要尝试着以具有实用性和高增殖能力的半月板细胞分化的未分化细胞为方向进行研究。

b．异体或异种半月板细胞

为了确保细胞数，有使用异体半月板细胞的研究。同时移植自体和同种异体的软骨细胞，具有很强的治愈能力，可能通过同种细胞来补充细胞数以解决细胞数不足的问题[41]。在使用异种细胞时，向家兔移植猪的细胞不如同种移植的效果好，但是出现了组织再生，提示并未出现免疫反应[42]。

c．ES细胞

近年来，骨科领域的组织再生也在使用干细胞且越来越受到关注。因为人胚胎干细胞（hESCs）是具有多分化能力的细胞，而且细胞增殖能力旺盛，有成为纤维软骨样细胞源的能力，通过将ES细胞和生长因子（TGF-β3、BMP-4、BMP-6、PDGF-BB、音猬因子蛋白质）和半月板细胞共同培养，观察到原来半月板细胞所必需的Ⅰ、Ⅱ、Ⅳ型胶原蛋白和GAGs的表达上升，通过这样正在分化的细胞共同培养能够确保细胞数和定向分化，具有临床应用的可能性。

d．未分化间充质干细胞

未分化间充质干细胞（mesenchymal stem cell，MSCs）是具有多分化能力的前体细胞，和ES细胞不同的是涉及的伦理问题很少，因为能够从骨髓等局部很简便地采取，所以操作起来很容易。间充质组织再生，半月板内用于组织构建的MSCs可以分化为最终分化细胞[45]。众多的研究中，在体局部的MSCs可以发生游走、增殖、分化和活化[46,47]。在以前的临床实践中，存在很多动员骨髓间充质细胞的治疗。在假性关节的新鲜化和软骨缺损的穿孔术中，半月板打磨和纤维蛋白凝块的插入就是以动员骨髓间充质细胞为目的。但是其细胞数是有限的，所以有进一步提供骨髓间充质细胞的研究[48]。2005年，伊兹塔等在关节腔内大量注入骨髓间充质干细胞，发现在修复时动员了间充质细胞[49]。有报道证实,在半月板损伤部位给予自体BMSCs,症状得到改善[50]。

有研究发现,通过向支架材料接种MSCs,出现了半月板有效的组织构建[51,52]。有关于"间充质细胞在何种分化状态下移植是最合适的"的研究,有报告显示,未分化MSCs更有利于治疗[53]。最近研究发现,大鼠的半月板切除后,通过在膝关节注入滑膜来源的间充质细胞,进而对缺损部分进行了修复。有报道显示,应用这些方法可以促进半月板的再生[54]。考虑半月板细胞的来源,滑膜来源的间充质细胞有可能成为很有潜力的细胞源。

e. iPS 细胞

iPS细胞是通过将已分化细胞去分化得来的具有全能分化能力的干细胞,是具有划时代意义的细胞[55]。这种方法能够提前确定细胞数和分化方向,甚至能够将皮肤等分化细胞再生,被认为是一种很有前景的方法,因其没有采取组织而不造成创伤。目前,还没有使用iPS细胞的半月板细胞分化以及半月板再生的研究。有与软骨相关的少量研究。平松等[56]利用iPS细胞制作的方法,成功地将皮肤细胞直接分化成为软骨细胞,但一部分存在癌变,期待后续的研究。

12.3.2 从支架材料的观点出发

理想的支架材料具有力学特性、生物学特性以及易普及性等3个特点。半月板在日常生活中要求能够不均匀负重,有适当的力学特性、组织形状和润滑效果,而且能够诱导合成细胞外基质,且没有免疫反应。易普及性是必要的。在半月板组织工程学方面应用的支架材料可大致分为人工材料和生物体组织来源的材料两大类。无论是何种材料仅有支架材料是不够的,还必须能够支持细胞游走和存活。

a. 合成聚合物

合成聚合物包括:聚氨基甲酸乙酯(polyurethane,PU)、聚甲酸内酯(polycaprolactone,PCL)、聚乳酸(polylactic,PLA)、聚乙二醇(polyglycolic acid,PGA)、聚乳酸-聚乙醇酸(polylactic co-glycolic acid,PLGA)等。合成聚合物的优点是其制造很容易,缺点是生物学特性低[57,58]。目前还有关于改善纤维排列促进细胞和细胞外基质生成的基础研究,以及制成特殊编辑排列状态的支架材料,以提高其力学强度的材料工程学开发[62,63]。而且有报道发现,可以通过纳米纤维支架材料提高细胞外基质的合成能力[64]。合成聚合物的缺点是缺乏强度，细胞游走的自由度少，且不能重塑。

b．水凝胶

水凝胶是 PNIPAAm（poly Nisopropyl acrylamide）样的合成物质和海藻酸样的天然物质（nativematerial）等（图 12.6A）[65]。其物理特性是含水量高，甚至达 90% 以上。水凝胶的用途很广泛，由具有可塑性的凝胶制成，可以促进细胞游走、发挥生长因子系统的药物缓释功能[66-69]。另一方面，如果不保留半月板成纤维细胞的细胞之间网状结构，就无法保持原有的半月板细胞的功能[70]。因为有必要改变张力等力学特性以及生物学活性，所以今后需要考虑研究弹性蛋白和胶原蛋白等细胞外基质或复合体等[71,72]。

c．关节外基质来源的材料

作为利用细胞外基质的材料有半月板胶原移植体（collagen meniscus implants，图 12.6B）和透明质酸材料（hyaluronan scaffold）。特别是胶原材料（collagen scaffold）具有纳米纤维和各向异性沉淀等制作过程。它的强度比合成支架材料大，其生物学活性较合成多聚物和水凝胶更利于细胞的生长。半月板胶原移植物已经在临床上得到应用。月板胶原移植物是由牛 Ⅰ 型胶原蛋白组成的网状移植物，用醛类交联，并模仿半月板的形状[73]。在临床应用后与半月板部分切除术相比，1 年后的组织修复效果更好，能够提升 7 年以后的活动水平[74]。但是，移植后的支架材料变形、萎缩以及不舒适性都是遗留的重要问题[75,76]。最近，2008 年下发的 FDA 批准已被取消[6]。

d．生物体组织来源的材料

生物体组织来源的材料有小肠黏膜下组织（small intestinal submucosa，SIS）、异体半月板（allograft）、自体组织（肌腱）等。与来源于关节外基质材料一样，能够制造出和自然状态下相同的环境。形状的维持能力和生物

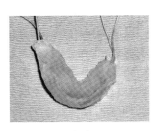
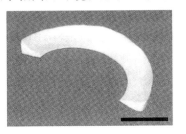

A：水凝胶   B：胶原半月板种植体

图 12.6 人工半月板

学活性都很高，可以在健康正常组织和新鲜尸体中采取。目前在供体方面却存在问题，在组织保存的过程中，存在力学强度有所下降的问题。

1）小肠黏膜下组织。有报告显示，如果将小肠黏膜下组织（SIS）移植到半月板，虽然细胞的存活良好，但力学特性不完全[77]，软骨变性增加。

2）异体半月板移植。异体半月板移植是将异体半月板进行移植的方法。这种方法细胞来源充足，但其保存方法、病原体的问题和细胞长入性的问题都有需要进一步改善的空间。采用动物试验进行新鲜半月板移植，术后 1 个月，移植表面的细胞消失，在移植组织中观察到宿主来源细胞的游走[77,79]。人冻存半月板移植后 6 个月，细胞仅分布在表层，而且细胞浸润不完全[78]。均匀的细胞浸润、力学特性、GAGs 等主要细胞外基质特性的保持是重要的课题[80]。

3）自体肌腱移植。半月板关节囊侧的 1/3 几乎都由 I 型胶原组成，使之呈圆周状纤维方向排列，使用由 I 型胶原组成的半腱肌肌腱的半月板重建的方法已有报道[81,82]。在针对人体移植的报道中，在移植的肌腱中并不存在纤维软骨细胞，因为临床效果不好，所以有必要考虑附加其他的处置。

4）在自体肌腱中添加细胞因子后移植。由 I 型胶原作为主体的半腱肌肌腱有可能重现圆周样纤维，但并未观察到软骨化。因此，考虑到骨形成蛋白（bone morphogenetic protein，BMP）对于骨化和软骨化的作用，也有关于自体肌腱软骨化的报告。笔者等开发了利用 rhBMP 在肌腱内成骨的技术[83]。在这个过程当中，骨化前阶段的肌腱内出现软骨化，在纤维半月板之间有软骨细胞的存在，这种能够出现与半月板类似结构的现象引起关注，实施了组织学上的半月板整复术[84]。家兔膝内侧半月板切除术后，在拟移植肌腱的关节部分，将注入 rhBMP-2 溶液的家兔半肌腱肌肌腱缝合到关节囊，完成一期移植（图 12.7A）。因为 rhBMP-2 有很强的骨诱导能力，使用不同剂量分别制作成 rhBMP-2（－）组、0.1μg 组、0.2μg 组、1μg 组和5μg 组。

术后 4、8 周后采集组织，进行 H-E 染色和 S-O 染色，同时行 II 型胶原抗体免疫组织化学染色，之后进行组织学评价。结果发现，BMP 注入组在关节内区域出现了呈卵圆形的软骨细胞，S-O 染色阳性（图 12.7B）。术后 4 周 1μg 组、5μg 组和正常一样，以关节内侧为中心可以发现有 II 型胶原的染色。

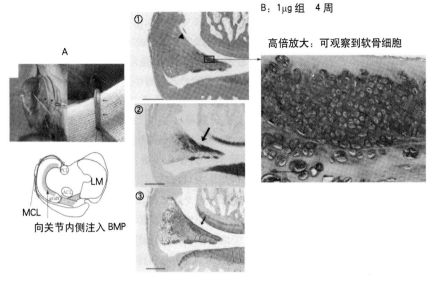

图12.7 向自体肌腱进行细胞因子移植
① H–E 染色。② S–O 染色。③ Ⅱ型胶原免疫组化染色

术后 8 周 1μg 组的关节内侧出现接近于正常染色的 Ⅱ 型胶原染色，5μg 组在表层中心出现了染色，同时出现了骨化形成。在这个研究中，向移植肌腱添加细胞因子 BMP，出现了与半月板结构类似的组织再生。由于 BMP 有诱导骨形成的效应，所以面临着浓度阈值设定的问题。如上所述，根据半月板的生理作用，目前在动物试验中的研究包括细胞种类的选择、支架材料种类的选择、力学环境和生化学环境的调整等，这些都是研究半月板再生的关键内容。

12.3.3 利用自体构建型无载体组织工程学的半月板再生

最近，在无支架材料（scaffold free）的情况下，尝试利用细胞自体分泌的细胞外基质构建形成自体构建型无载体组织工程学半月板。特别是根据软骨细胞培养方法，可以观察到细胞凝集、细胞间附着、细胞基质间附着和细胞间信号传导，同时可以观察到具有软骨组织相同的组织特点和力学特性[85–88]（图12.8）。这种组织再生的优点是利用自身分泌和凝集的细胞外基质，就有可能构建出与生物体环境极为接近的组织和细胞支架材料，所有组织都是来源于宿主自身。总之并没有通常的免疫反应，也没有必要考虑吸收性人工材料在吸收时出现的炎症反应或毒性问题。并且，这个组织具有力学特性，可以观察到力学强度的增加，GAGs 和胶原蛋白的分泌增加。在此基础上笔者等需要更加努力，期待今后有更深入的研究。

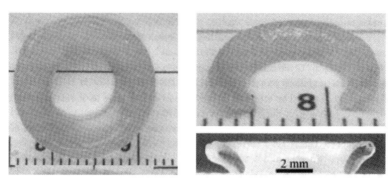

图 12.8　利用自体构建型无载体组织工程学的半月板再生

（桥本祐介）

文　献

[1] Ito MM, Kida MY：Morphological and biochemical re-evaluation of the process of cavitation in the rat knee joint：cellular and cell strata alterations in the interzone. J Anat 197：659-679, 2000

[2] Pavlova A, et al：Developmental expression of BMPs and matrix proteins during meniscal morphogenesis. Transactions 26 San Francisco, California 2001

[3] Mikic B, et al：Differential effects of embryonic immobilization on the development of fibrocartilaginous skeletal elements. J Rehabil Res Dev 37：127-133, 2000

[4] McDevitt CA, Webber RJ：The ultrastructure and biochemistry of meniscal cartilage. Clin Orthop Relat Res 252：8-18, 1990

[5] Nakata K, et al：Human meniscus cell：characterization of the primary culture and use for tissue engineering. Clin Orthop Relat Res 391：S208-218. 2001

[7] Melrose J, et al：Comparative spatial and temporal localisation of perlecan, aggrecan and type I, II and IV collagen in the ovine meniscus：an ageing study. Histochem Cell Biol 124：225-235, 2005

[8] Hellio Le Graverand MP, et al：The cells of the rabbit meniscus：their arrangement, interrelationship, morphological variations and cytoarchitecture. J Anat 198：525-535, 2001

[9] Kambic HE, et al：Cell, matrix changes and alpha-smooth muscle actin expression in repair of the canine meniscus. Wound Repair Regen 8：554-561, 2000

[10] Koyama E, et al：A distinct cohort of progenitor cells participates in synovial joint and articular cartilage formation during mouse limb skeletogenesis. Dev Biol 316：62-73, 2008

[11] Petersen W, Tillmann B：Age-related blood and lymph supply of the knee menisci. A

cadaver study. Acta Orthop Scand 66 : 308-312, 1995

[12] Arnoczky SP, Warren RF : Microvasculature of the human meniscus. Am J Sports Med 10 : 90-95, 1982

[13] Herwig J, et al : Chemical changes of human knee joint menisci in various stages of degeneration. Ann Rheum Dis 43 : 635-640, 1984

[14] Ingman AM, et al : Variation of collagenous and non-collagenous proteins of human knee joint menisci with age and degeneration. Gerontologia 20 : 212-223, 1974

[15] Ghosh P, Taylor TK : The knee joint meniscus. A fibrocartilage of some distinction. Clin Orthop Relat Res 224 : 52-63, 1987

[16] Cheung HS : Distribution of type I, II, III and V in the pepsin solubilized collagens in bovine menisci. Connect Tissue Res 16 : 343-356, 1987

[17] Eyre DR, Wu JJ : Collagen of fibrocartilage : a distinctive molecular phenotype in bovine meniscus. FEBS Lett 158 : 265-270, 1983

[18] Nakano T, et al : Glycosaminoglycans and proteoglycans from different zones of the porcine knee meniscus. J Orthop Res 15 : 213-220, 1997

[19] Bullough PG, et al : The strength of the menisci of the knee as it relates to their fine structure. J Bone Joint Surg Br 52 : 564-567, 1970

[20] Petersen W, Tillmann B : Collagenous fibril texture of the human knee joint menisci. Anat Embryol (Berl) 197 : 317-324, 1998

[21] Beaupré A, et al : Knee menisci. Correlation between microstructure and biomechanics. Clin Orthop Relat Res 208 : 72-75, 1986

[22] Bullough PG, et al : The strength of the menisci of the knee as it relates to their fine structure. J Bone Joint Surg Br 52 : 564-567, 1970

[23] Tissakht M, Ahmed AM : Tensile stress-strain characteristics of the human meniscal material. J Biomech 28 : 411-422, 1995

[24] Fithian DC, et al : Material properties and structure-function relationships in the menisci. Clin Orthop Relat Res 252 : 19-31, 1990

[25] Joshi MD, et al : Interspecies variation of compressive biomechanical properties of the meniscus. J Biomed Mater Res 29 : 823-828, 1995

[26] Proctor CS, et al : Material properties of the normal medial bovine meniscus. J Orthop Res 7 : 771-782, 1989

[27] Sweigart MA, et al : Intraspecies and interspecies comparison of the compressive properties of the medial meniscus. Ann Biomed Eng 32 : 1569-1579, 2004

[28] Noyes FR, Barber-Westin SD : Repair of Complex and Avascular Meniscal Tears and Meniscal Transplantation. J Bone Joint Surg Am 92 : 1012-1029, 2010

[29] Fukubayashi T, Kurosawa H : The contact area and pressure distribution pattern of the knee. A study of normal and osteoarthrotic knee joints. Acta Orthop Scand 51 : 871-879, 1980

[30] Ahmed AM, Burke DL : In-vitro measurement of static pressure distribution in synovial joints--Part I : Tibial surface of the knee. J Biomech Eng 105 : 216-225, 1983

[31] Wildey GM, et al : Absolute concentrations of mRNA for type I and type VI collagen in the canine meniscus in normal and ACL-deficient knee joints obtained by RNase protection assay. J Orthop Res 19 : 650-658, 2001

[32] Bluteau G, et al : Matrix metalloproteinase-1, -3, -13 and aggrecanase-1 and -2 are differentially expressed in experimental osteoarthritis. Biochim Biophys Acta 1526 : 147-158, 2001

[33] Baratz ME, et al : Meniscal tears : the effect of meniscectomy and of repair on intraarticular contact areas and stress in the human knee. A preliminary report. Am J

Sports Med 14 : 270-275, 1986

[34] Newman AP, et al : Mechanics of the healed meniscus in a canine model. Am J Sports Med 17 : 164-175, 1989

[35] Arnoczky SP, Warren RF : The microvasculature of the meniscus and its response to injury. An experimental study in the dog. Am J Sports Med 11 : 131-141, 1983

[36] Zhang Z, et al : Repairs by trephination and suturing of longitudinal injuries in the avascular area of the meniscus in goats. Am J Sports Med 23 : 35-41, 1995

[37] Arnoczky SP, et al : Cellular repopulation of deep-frozen meniscal autografts : an experimental study in the dog. Arthroscopy 8 : 428-436, 1992

[38] Rodeo SA, et al : Histological analysis of human meniscal allografts. A preliminary report. J Bone Joint Surg Am 82-A : 1071-1082, 2000

[39] Beaufils P, Verdonk R : The Meniscus, p 24, Springer, 2010

[40] Gunja NJ, Athanasiou KA : Passage and reversal effects on gene expression of bovine meniscal fibrochondrocytes. Arthritis Res Ther 9 : R93, 2007

[41] Weinand C, et al : An allogenic cell-based implant for meniscal lesions. Am J Sports Med 34 : 1779-1789, 2006

[42] Revell CM, Athanasiou KA : Success rates and immunologic responses of autogenic, allogenic, and xenogenic treatments to repair articular cartilage defects. Tissue Eng Part B Rev 15 : 1-15, 2009

[43] Hoben GM, et al : Fibrochondrogenesis in two embryonic stem cell lines : effects of differentiation timelines. Stem Cells 26 : 422-430, 2008

[44] Hoben GM, et al : Fibrochondrogenesis of hESCs : growth factor combinations and cocultures. Stem Cells Dev 18 : 283-292, 2009

[45] Caplan AI : Adult mesenchymal stem cells for tissue engineering versus regenerative medicine. J Cell Physiol 213 : 341-347, 2007

[46] Nerurkar NL, et al. Dynamic culture enhances stem cell infiltration and modulates extracellular matrix production on aligned electrospun nanofibrous scaffolds. Acta Biomater 7 : 485-491, 2011

[47] Kopf S, et al : Local treatment of meniscal lesions with vascular endothelial growth factor. J Bone Joint Surg Am 92 : 2682-2691, 2010

[48] Muschler GF, et al : Engineering principles of clinical cell-based tissue engineering. J Bone Joint Surg Am 86-A : 1541-1558, 2004

[49] Izuta Y, et al : Meniscal repair using bone marrow-derived mesenchymal stem cells : experimental study using green fluorescent protein transgenic rats. Knee 12 : 217-223, 2005

[50] Abdel-Hamid M, et al : Enhancement of the repair of meniscal wounds in the red-white zone (middle third) by the injection of bone marrow cells in canine animal model. Int J Exp Pathol 86 : 117-123, 2005

[51] Pabbruwe MB, et al : Repair of meniscal cartilage white zone tears using a stem cell/ collagen-scaffold implant. Biomaterials 31 : 2583-2591, 2010

[52] Nerurkar NL, et al : Homologous structure-function relationships between native fibrocartilage and tissue engineered from MSC-seeded nanofibrous scaffolds. Biomaterials 32 : 461-468, 2011

[53] Zellner J, et al : Role of mesenchymal stem cells in tissue engineering of meniscus. J Biomed Mater Res A 94 : 1150-1161, 2010

[54] Horie M, et al : Intra-articular Injected synovial stem cells differentiate into meniscal cells directly and promote meniscal regeneration without mobilization to distant organs in rat massive meniscal defect. Stem Cells 27 : 878-887, 2009

[55] Takahashi K, Yamanaka S : Induction of pluripotent stem cells from mouse embryonic and adult fibroblast cultures by defined factors. Cell 126 : 663-676. 2006

[56] Hiramatsu K, et al : Generation of hyaline cartilaginous tissue from mouse adult dermal fibroblast culture by defined factors. J Clin Invest 121 : 640-657, 2011

[57] Beatty MW, et al : Small intestinal submucosa versus salt-extracted polyglycolic acid-poly-L-lactic acid : a comparison of neocartilage formed in two scaffold materials. Tissue Eng 8 : 955-968. 2002

[58] Liang R, et al : Alpha 1, 3-galactosyltransferase knockout does not alter the properties of porcine extracellular matrix bio-scaffold. Acta Biomater 7 : 1719-1727, 2011

[59] Baker BM, Mauck RL : The effect of nanofiber alignment of the maturation of engineered meniscus constructs. Biomaterials 28 : 1967-1977, 2007

[60] Yang F, et al : Electrospinning of nano/micro scale poly (L-lactic acid) aligned fibers and their potential in neural tissue engineering. Biomaterials 26 : 2603-2610, 2005

[61] Sarkar S, et al : Development and characterization of a porous micro-patterned scaffold for vascular tissue engineering application. Biomaterials 27 : 4775-4782, 2006

[62] Moutos FT, et al : A biomimetic three-dimensional woven composite scaffold for functional tissue engineering of cartilage. Nat Mater 6 : 162-167, 2007

[63] Moutos FT, Guilak F : Functional properties of cell-seeded three-dimentional woven poly (epsilon-caprolactone) scaffolds for cartilage tissue engineering. Tissue Eng Part A 16 : 1291-1301, 2010

[64] Li WJ, et al : Chondrocyte phenotype in engineered fibrous matrix is regulated by fiber siza. Tissue Eng 12 : 1775-1785, 2006

[65] Kelly BT, et al : Hydrogel meniscal replacement in the sheep knee : preliminary evaluation of chondroprotective effects. Am J Sports Med 35 : 43-52, 2007

[66] Cohen DL, et al : Direct freeform fabrication of seeded hydrogels in arbitrary geometries. Tissue Eng 12 : 1325-1335, 2006

[67] Soppimath KS, et al : Stimulus-responsive "smart" hydrogels as novel drug delivery systems. Drug Dev Ind Pharm 28 : 957-974, 2002

[68] Richter C, et al : Spatially controlled cell adhesion on three-dimensional substrates. Biomed Microdevices 12 : 787-795, 2010

[69] Hammoudi TM, et al : Long-term spatially difined coculture within three-dimensional photopatterned hydrogels. Tissue Eng Part C Methods 16 : 1621-1628, 2010

[70] Thie M, et al : Mechanical confinement inhibits collagen synthesis in gel-cultured fibroblasts. Eur J Cell Biol 48 : 294-302, 1989

[71] McHale MK, et al : Synthesis and in vitro evaluation on enzymatically crosslinked elastin-like polypeptide gels for cartilaginous tissue repair. Tissue Eng 11 : 1768-1779, 2005

[72] Lee HJ, et al : Enhanced chondrogenesis of mesenchymal stem cells in collagen mimetic peptide-mediated microenvironment. Tissue Eng Part A 14 : 1843-1851, 2008

[73] Stone KR, et al : Regeneration of meniscal cartilage with use of a collagen scaffold. Analysis of preliminary date. J Bone Joint Surg Am 79 : 1770-1777, 1997

[74] Rodkey WG, et al : Comparison of the collagen meniscus implant with partial meniscectomy. A prospective randomized trial. J Bone Joint Surg Am 90 : 1413-1426, 2008

[75] Schoenfeld AJ, et al : Tissue-engineered meniscal constructs. Am J Orthop (Belle Mead NJ) 39 : 977-985, 2007

[76] Steadman JR, Rodkey WG : Tissue-engineered collagen meniscus implants : 5-year to

[76] Steadman JR, Rodkey WG : Tissue-engineered collagen meniscus implants : 5-year to 6-year feasibility study results. Arthroscopy 21 : 515-525, 2005

[77] Cook JL, et al : Long-term outcome for large meniscal defects treated with small intestinal submucosa in a dog model. Am J Sports Med 34 : 32-42, 2006

[78] Bradley MP, et al : Porcine small intestine submucosa for repair of goat meniscal defects. Orthopedics 30 : 650-656, 2007

[79] Jackson DW, et al : Cell survival after transplantation of fresh meniscal allografts. DNA probe analysis in a goat model. Am J Sports Med 21 : 540-550, 1993

[80] Stapleton TW, et al : Development and characterization of an acellular porcine medial meniscus for use in tissue engineering. Tissue Eng Part A 14 : 505-518, 2008

[81] Kohn D, et al : Medial meniscus replacement by a tendon autograft. Experiments in sheep. J Bone Joint Surg Br 74 : 910-917, 1992

[82] Johnson LL, Feagin JA Jr : Autogenous tendon graft substitution for absent knee joint meniscus : a pilot study. Arthroscopy 16 : 191-196, 2000

[83] Hashimoto Y, et al : Generation of tendon-to-bone interface "enthesis" with use of recombinant BMP-2 in a rabbit model. J Orthop Res 25 : 1415-1424, 2007.

[84] Naka Y, et al : Repair of a meniscus defect through cartilaginous mataplasia of the autogenous tendon graft by injecting recombinant bone morphogenetic protein-2. J Musculoskeletal Res 13 : 1-10, 2010

[85] Hoben GM, et al : Self-assembly of fibrochondrocytes and chondrocytes for tissue engineering of the knee meniscus. Tissue Eng 13 : 939-946, 2007

[86] Huey DJ, Athanasiou KA : Maturational growth of self-assembled, functional menisci as a result of TGF-β1 and enzymatic chondroitinase-ABC stimulation. Biomaterials 32 : 2052-2058, 2011

[87] Ofek G, et al : Matrix development in self-assembly of articular cartilage. PLoS One 3 : e2795. 2008

[88] Aufderheide AC, Athanasiou KA : Assessment of a bovine co-culture, scaffold-free method for growing meniscus-shaped constructs. Tissue Eng 13 : 2195-2205, 2007